病気は血流をよくして治す

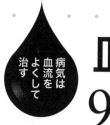

血液循環 95%的病自己會好！

日本人天天做的33堂排毒課

福田稔／福田理惠◎著
游韻馨◎譯

序

體驗病痛之苦，研發人人能做的「體內環保排毒法」

看不見的力量，決定我的醫生路

其實，我小時候的夢想並不是當醫生。為了繼承家裡的土木事業，念書時一直努力用功，以進入北海道大學工學部為目標。可惜天不從人願，我重考兩次，最後好不容易才考上的卻是新潟大學醫學部。

我的祖母是薩滿教通靈者，以前曾待在瀑布下，任水沖打身體進行修練。她曾對我說：「你將來一定要當個救人濟世的醫生或是僧侶，否則你會成為惡名昭彰的小偷。」沒想到真的像祖母預言的一樣，我最後成了一位醫生。

我想祖母一定早就看透我的命運了。

從此之後我的人生一路順遂，大學時認識我現在的妻子，結婚至今四十餘年；與藤田恆夫教授討論「闌尾炎與氣壓之間的關係」；又透過藤田教授的介紹認識了安保徹教授，間接催生現在的「自律神經免疫論」。

直到二〇〇一年，我罹患腦梗塞、心臟衰竭，二〇〇三年更患上了憂鬱症，經歷一連串的疾病打擊，一心求死卻不可得的我深刻體驗了病患的心情。二〇〇九年4月，自力治療因膽結石引起的黃疸，約十天後恢復正常值，更在這段期間裡從不間斷地治療患者。

回首我的人生，我認為這些經歷並非偶然。一股看不見的力量督促著我，在應盡責的各種事上繼續努力。我每天都對著佛壇雙手合十，感謝祖先的保佑，祈禱能在每天的治療中找到更有效的方法，並將這套原理交棒給後世的子孫。

人人都能輕鬆實行的「自癒力」療法

透過疾病，我深刻體會患者及其家屬的痛苦與辛酸，開始研發各種不同的治療法。二〇〇〇年起推廣自律神經免疫療法以來，一開始每天最多只能治療7～8位病患，後來不斷發現更有效的療法，大大地縮短治療時間，成效驚人。**至今發展出的新療法包括指頭按摩、髮旋、仙人穴、刺絡、鼠蹊部療法、腳底療法等**。感謝老天保佑，讓我堅守崗位，治療更多人。

然而我無法親自治療所有患者，也沒辦法在短時間裡，向遠道而來參加座談的眾多患者與家屬，說明我的治療法。許多民眾都向我表示：「可不可以教我治療法？」、「我想學習治療法」、「我想為我的家人治療」……，這些心願促成了這本書的出版。

我是一個學習西醫的外科醫師，過去從未接觸過經絡或穴道。女兒理惠一路學習針灸、按摩與飲食療法，目前在湯島的清水坂診所，指導醫師與針灸師學習自律神經免疫療法。幸賴女兒幫忙，這本一般民眾也能輕鬆實行的自律神經免疫療法入門書才得以付梓。衷心企盼本書能幫助各位讀者做更完善的健康管理。

福田稔

序

結合中西醫療法，才是健康之道

關係疏離卻始終心靈相繫

從小到大一路反抗父親的我，不知不覺間竟走上與父親相同的路，想想真覺得不可思議。雖然同住一個屋簷下，但因為父親個性急躁、作風強勢，我們一直以來都很不親近。

頑固的父親一旦認定某件事，就會強迫他人也跟著遵守。就像我從小運動神經發達，父親希望我將來能成為滑雪選手。我既怕冷也討厭滑雪，但父親卻只會不斷強迫我練習滑雪。

從小，我跟父親的想法就天差地遠。因為父親的自私任性、我行我素，我越來越不喜歡跟父親相處，也越來越不關心他。

我們一家人有時會一起去高爾夫練習場打高爾夫球。我父親很會打高爾夫球，照理說應該也很會指導別人才是，但他總是憑感覺教導，除了我之外，哥哥與母親完全聽不懂。一會兒說：「就是現在，快打！」，一會兒又說：「就是這裡，用力打！」這麼說根本沒人聽得懂，但不知道為什麼，只有能我了解。

不管父親說什麼我都聽得懂，這或許就是父女之間血緣相繫的證明吧！

融合中西醫療法，輕鬆延年益壽

父親對於闌尾炎受氣象影響的原理很感興趣，深入研究病因後，終於解開自律神經與免疫力間的關係。從此之後，他就成了另一個人。為了根治疾病，從未學過經絡的父親，放下手術刀，拿起磁氣針，努力鑽研起自律神經免疫療法。看著父親投入治療的背影，心中一股敬意不禁油然而生。

父親其實相當感性，他的治療法中，有些部分難以用淺顯易懂的方式向民眾說明。因此，我決定貢獻微薄的心力，**將父親的西醫專長，以及從自律神經免疫療法中得到的知識體驗，結合我擅長的中醫治療與大自然生機飲食（macrobiotics diet），幫助更多人擁有健康的生活。**

飲食的關鍵在於美味。與當今盛行的飲食療法不同，我所學習的「大自然生機飲食法」能讓人在兼顧健康的同時亦享受食物的美味，連帶提升治療效果。另外需補充說明，本書介紹的飲食法以提升療效為目的，限制較為寬鬆，並非正統的大自然生機飲食法。

父親研究自律神經免疫療法的歷程並不順遂，不聰敏又不細心的他全心投入，只為找出最新、最有效的治療方法，熱情至今仍未見消退。父親罹病的遭遇以及認真治病的態度縮短了我們之間的鴻溝，現在的我打從心底尊敬他。

我的臨床經驗不多，技術也尚未純熟，但能與父親一起付出，為更多人的健康做出貢獻，就是我最大的榮幸。

福田理惠

Contents
目錄

Chapter 1

「陰」與「陽」，決定身體的健康

Chapter 2

為什麼會生病？因為「自律神經」失調了！

Chapter 3

如何讓「病自己好」？體溫高、血液循環好、排出毒素就對了！

Chapter 4

提高自癒力，95%的病都會消失！

Chapter 5

最簡單的「大自然生機飲食法」，在快樂中把病醫好

Chapter 6

福田式健康生活術，泡澡＋5種下半身運動，完整大公開！

Chapter 1

「陰」與「陽」，決定身體的健康

所謂「孤陰不生，獨陽不長」，
男女、水火、黑白，舉凡萬物皆有陰陽兩屬，
血液中的淋巴球及顆粒性白血球，
也能由陰性及陽性之分，輕鬆解密。

Lesson 1

少吃化學合成的藥物

西醫「手術」結合中醫「天然藥材」，才是完美的治病方法

在自然界裡，年有春夏秋冬四季變化；月有陰晴圓缺的月相變化；一天當中亦有朝夕變化。生存在自然界的人類，也應有相同的週期性變化。人體構造如同萬物，就像石頭與水，遇熱乾燥、遇寒冷卻，隨時隨地受自然界的影響。**中醫講究人與自然的融合，將人體看作宇宙自然；西醫則以「檢查」為主體，講究的是對症下藥，細分各項領域進行診斷，研究如何抑制症狀**，其發展歷史相當短，是一種注重科學的短期療法。

我的專長是外科，工作是執行手術，切除盲腸或是惡性腫瘤。但事實上即便切除腫瘤，疾病也不能如預期痊癒。為了能儘快治癒病患，**我不斷磨練開刀技術，投注心力的結果終究無法治癒疾病。為求藥效，過去也曾對病患投予添加化學物質的**

合成藥物。這些照護患者的方法，讓我深感不對勁。

反觀中醫則由全身狀況進行診斷，仔細觀察病患身體，詢問生活作息，找出引發症狀的原因後從體質治療疾病，屬於從源頭下手的根治療法。中醫的特色是將人視為大自然的一部分及使用天然藥材，這種不傷身體的醫學理念備受全球注目。

西醫的冠狀動脈造影檢查與心導管手術，將我從鬼門關救了回來。但是長期服用化學藥物，非但無法醫好我的憂鬱症，反而出現副作用，改藥的結果更衍生出許多疾病，陷入惡性循環。幸好，我在此時接觸到中醫的「井穴」與「頭部刺絡療法」（即俗稱的「放血治療」），讓病情迅速好轉。

身心平衡遭到破壞，就一定會生病

比起西醫，中醫更能治癒難治之症、異位性皮膚炎與慢性病。不過，請不要單憑這些原因，輕易將中、西醫善惡二分。西醫與中醫都有其擅長與無法治癒的症狀，雖然兩者是完全不同的醫學領域，但我相信只要了解雙方性質並加以運用，定能為人體健康做出極大的貢獻。

若以陰陽的概念解釋，西醫的緊急手術、精密檢查與特效藥，就是積極發揮作用的「陽」；中醫觀察臉色與舌苔，服用效果穩健的藥材，就是慢慢從體內發揮作用的「陰」。

從「體為陰，心為陽」來思考病因，就不難理解當過度工作導致身體平衡遭到破壞，或是因壓力與煩惱讓情緒浮動不穩，陰陽失衡便易引發疾病。如果只治療身體，完全不顧慮患者心情，就不能算是治癒；相反地，如果只療癒心理，卻無法改善身體症狀，這也不能算是治癒。

人是自然萬物中的一員，必須維持陰陽平衡，這一點至關重大。若能從陰陽觀點思考疾病，或許就能釐清疾病的作用機轉，逐漸解開中西醫的奧祕。

Lesson 2

「放鬆」和「運動」要均衡，幫助身體代謝毒素

「不足時補充，過剩時排除」，是治病的基礎原則

「陰陽」是東方思想的基礎，具有活動力者為「陽」，較為靜態者稱「陰」，任何事物都能概分陰陽，並重視兩者平衡。

以火與水為例，火屬陽，水屬陰；以動植物來說，動物屬陽、植物則屬陰；就天候變換而言，熱屬陽，冷屬陰；天屬陽，地屬陰；春夏屬陽，秋冬屬陰；早午屬陽，傍晚與夜晚屬陰。現代雖有草食男與肉食女，但大體而言，陰陽的分類並未改變。男性具有行動力與衝勁，所以為陽；女性的個性沉穩文靜，所以為陰。

就我個人而言，**陰就是「放鬆」，有充足的睡眠、豐潤的肌膚，以及水分充足的狀態**。人體一旦缺少陰，就會失去好氣色；反之，如果過剩，則易失去活力。**陽就像「運動」，充滿活力、開朗、具社交性，掌管白天的活動**，陽過剩時會消耗掉

體內的陰。陰與陽是相對的存在，兩者的關係沒有絕對性，相生相屬，不能斷定孰為重要。

所謂的「虛」是指體內缺乏某種物質的狀態，此時免疫力低下，較易引發疾病，可概分「陰虛」與「陽虛」。另一方面，「實」就是身體機能亢進，也就是過度滿溢的狀態。這種情況下，治療時需加強刺激，以抑制亢進的機能。

「陰虛」時人體會失去滋潤、變得乾枯。在這種情況下如果大量喝水，反而易使身體發冷，導致機能逐漸低下。「陽虛」則是指體內引擎無法啟動，無法製造能量的狀態。先天性的陽虛將導致身體不易代謝，無法創造溫熱體質，須以熱氣導入加以治療。

補充體內不足的物質，正是治療的關鍵

在過去物資缺乏的時代裡，一般人大多採用較溫和的中醫。隨著物資豐裕後，

疾病反而越來越多，甚至出現許多以前從未有的病，「異位性皮膚炎」就是其中之一。原本容易治癒的疾病，常因用藥過度導致病情越發複雜，更有病患甚至沒被診斷出「實的症狀」，持續接受「以虛為主」的治療。

「不足時補充，過剩時排除」，是治病的基礎原則。然而，減少多餘物質相當簡單，補充不足卻需要一段時間才能見效。如何補充體內不足的物質，正是治療的課題所在。

因此，中醫若無法與時俱進，醫療效果只會越來越差。以自律神經及淋巴球區分疾病類型，與陰陽、虛實之別有共通之處，我想若以此結合全新觀點，必能清楚掌握中醫功效。

陰陽屬性分類表

分類	陰	陽
天地	地	天
季節	秋冬	春夏
性質	水	火
時間	夜晚	白天
性別	女	男
氣溫	冷	熱
運動	靜態	動態
治療法	中醫	西醫
自律神經	副交感神經	交感神經
血液	白血球	紅血球
白血球	淋巴球	顆粒性白血球

從「白血球」透析陰陽虛實

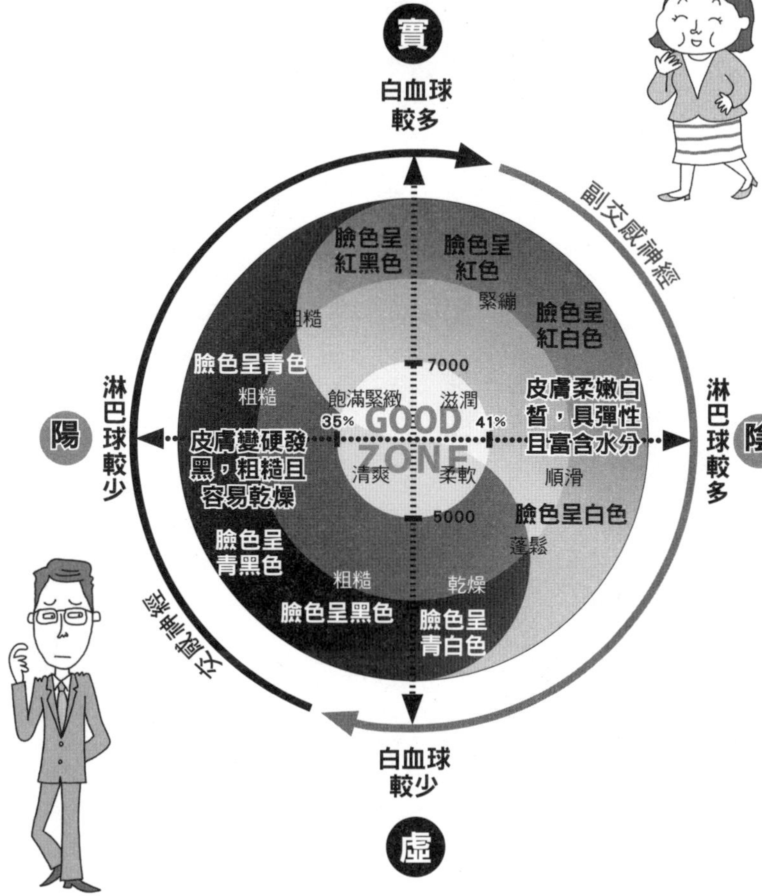

❶即使沒有血液檢查數值，也能透過膚色、膚質確認自己的身體狀況。（此圖表為概略標準，僅供參考）

❷「GOOD ZONE」係指淋巴球指數35～41%，白血球數5000～7000/mm3。

Lesson 3

提高自癒能力，是治療的目的

「穴道按壓」是陽性治療法；「氣功」則是陰性治療法

「陰陽」圖騰由兩個勾玉相嵌組合，其中各有一個小圓，代表陽中有陰、陰中有陽，中醫療法亦是如此。雖本質屬陰，也必含有屬陽的治療法。每一種療法都因各地特有的疾病而發展出其特色。例如：中國華南地區因氣候溫熱潮濕，常吃水果與較酸的食物，故容易引起痲痺、抽筋等疾病，是而誕生「針」療法。

另有一個起源於華北平原的「灸」。長期在嚴寒地區過著遊牧生活的居民以乳製品為食，導致內臟發冷。為了治療因此衍生的疾病，才發明了「灸」。

在溫暖的中央平原，人們較少勞動且長期攝取高熱量的食品，因此容易體力衰退、身體發冷、頭暈或四肢無力。為了調養身體而創造出可以鍛鍊身體、節制飲食的「氣功」。

至於沙漠、山陵地形較多的西部地區，因為環境較為嚴苛，當地以狩獵為生，常吃獸肉的人們容易罹患高脂肪，體型也較肥胖。因此他們常煎藥草、樹根、莖葉等漢方藥材服用，治療以肉為主食引起的疾病。

居住在臨海處、常吃魚類或辛辣醃漬物的東部地區民族，由於鹽分攝取過量，血液黏稠、皮膚粗糙且易長腫毒，因此盛行以砭石剖開癰腫，排膿放血。

中醫裡，有利用針或砭石等積極刺激患部的「陽性治療法」，也有鍛練身體的氣功、慢慢溫熱體內的灸等，按部就班改善體質的「陰性治療法」。

以「科學」提高自癒力，醫病也醫心

自律神經免疫療法中也包括「髮旋」、「仙人穴」、「指頭按摩」、「刺絡」等陰陽療法。然而推廣至今不過十二年，並不如中醫有五千年的歷史，也沒有可供參考的教科書。

治療時須仔細觀察患者的身體，針對患者的個別狀況改變治療點與刺激量，例如以手指觸診，詢問患者是否壓了會痛等。因為治療的主角是患者，治療點並不是因應症狀的特效藥，最重要的是刺激治療點時患者的反應。因此絕對不能忽略「雖然會痛但很舒服」、「出汗後好舒暢」等患者的意見。

治療的終極目的在於「提高患者的自癒力」，當患者過度依賴治療時，必須嚴正說明，讓患者做好心理準備；若患者對治療心存疑慮，要適度刺激正確的治療點，解開不明之處。

無論醫術再好，無法掌握患者的心就不能確實治療，即使叮囑患者改變生活習慣，也無法保證能徹底實行。治療者能做的只是以謙虛的態度，確實診療患者的身體，發揮所學；且要適時拋開知識，保持積極的探究心，親身嘗試以確認效果。

「自律神經免疫療法」融合西醫與中醫，以科學方式提高免疫力。為了讓這種「中庸」的療法流傳後世，每一位治療者都須加倍努力。衷心期待此療法能成為21世紀最受注目、最重要的環保治療法。

Lesson 4

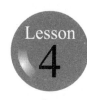

「睡美容覺」有道理？夜晚才能修復身體

草食男、肉食女都是陰陽失調，容易氣血滯淤，累積毒素

透過陰陽解釋俗語，往往能看清本質。例如，日本有句俗諺說：「別讓媳婦吃秋茄」，惡婆婆不給媳婦吃美味的秋茄，用來形容緊張的婆媳關係。然而從陰陽的觀點來看，茄子屬強陰，女性也屬陰。受孕需具備溫暖的體內環境，如果吃多了陰性的食物，體質容易變冷而不易受孕。因此，我想這句話的真正涵義應是形容婆婆的體貼之心，希望媳婦早日生子，才不讓媳婦吃會使身體發冷的陰性食物。

另外，人們常說的「睡美容覺」也有所根據。女性屬陰；夜晚也屬陰，如果徹夜工作，早上睡到很晚才起床，原本應該充滿滋潤的陰性時間將損耗殆盡，流失水分與彈性，肌膚自然乾燥粗糙。**所以女性應在夜晚確實入眠，睡眠時分泌的生長荷爾蒙可修復、再生細胞，讓肌膚充滿緊緻彈力與美麗光澤。**相反地，屬於陰的女性如果在白天完全不從事任何活動，原本能讓人變美的水停滯淤積於體內，容易造成浮腫，整個人也跟著陰鬱起來。

另一方面，男性屬陽，如果鎮日打電腦、看卡通，長期待在不見天日的室內，每天只吃超商販售的甜點或陰性食物，陽火就會熄滅，讓男性失去原有的體力。反之，女性若過度投入工作，每天只吃屬陽的肉類食品，將抑制原有的陰，啟動相反的作用機轉。近年盛行的草食男、肉食女，正是由此而來。

從這個觀點思考，不難發現陰陽處於何種平衡狀態，事物的性質就跟著改變。

夏天（陽）盛產小黃瓜（陰）？「陰陽平衡」就是自然

屬陽的熱帶地區，盛產香蕉與咖啡豆等陰性食物；屬陰的寒帶地區，則種植可溫熱身體的根莖類蔬菜。在炎熱的夏季，可採收讓身體寒涼的小黃瓜與番茄；在寒冷的冬季，又能收穫芋頭等陽性作物。

五行屬性表

五行	木、火、土、金、水
五臟	肝、心、脾、肺、腎
五味	辛、甘、酸、苦、鹹
五氣	風、熱、濕、燥、寒

陰與陽表裡一體，既對立又相互依存。兩者的相對關係無法分割，陰陽分離時，代表該物質已不復存在。無論是自然環境或人類的健康狀態，維持陰陽平衡都是重要關鍵。

除了陰陽概念之外，還有五行之說。萬物由木、火、土、金、水相剋相生而成，加以「五臟」、「五味」、「五氣」，自然界的一切事物、人體的生理、認知，甚至是疾病的診斷與治療，都可運用陰陽五行加以闡釋。

千年歷史所累積的經驗，固能達到確實療效，但現代社會已與過去不同，一味套用過去的觀念，恐將導致失調。

大自然生機飲食法的陰陽之道

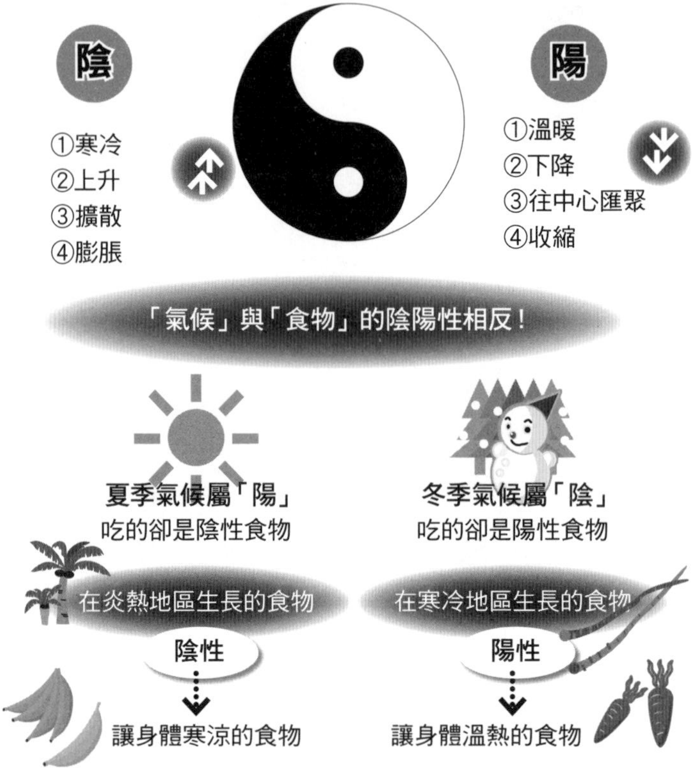
陰
①寒冷
②上升
③擴散
④膨脹
陽
①溫暖
②下降
③往中心匯聚
④收縮
「氣候」與「食物」的陰陽性相反！
夏季氣候屬「陽」
吃的卻是陰性食物
冬季氣候屬「陰」
吃的卻是陽性食物
在炎熱地區生長的食物
陰性
讓身體寒涼的食物
在寒冷地區生長的食物
陽性
讓身體溫熱的食物

「大自然生機飲食法」以季節與環境中的食物，對人體所產生的作用為主要概念。

大自然生機飲食與陰陽五行間的關係

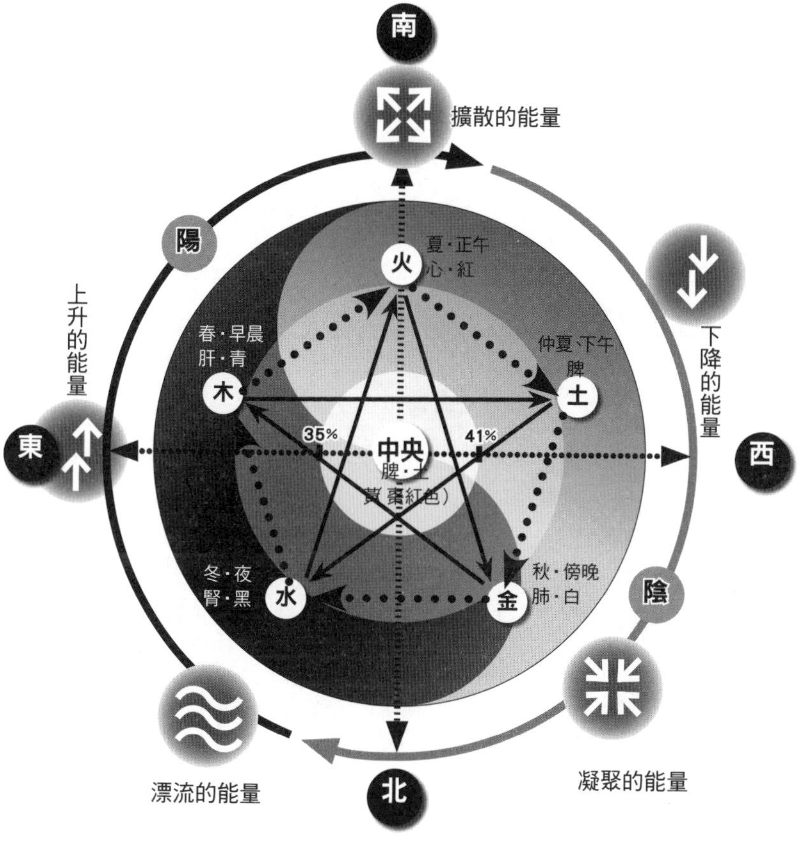

相生：相互幫助的優良關係（助長、促進、養育等關係）

相剋：相互傷害的惡劣關係（制約、抑制、調整等關係）

Column

1

「血緣」為我開創中醫之路！

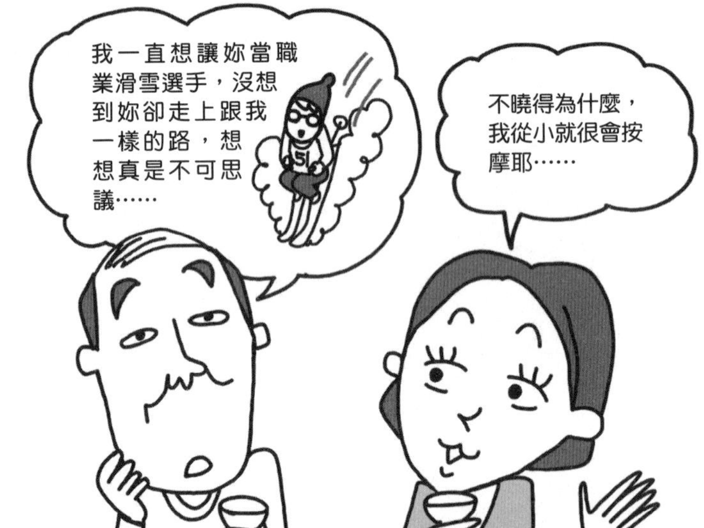

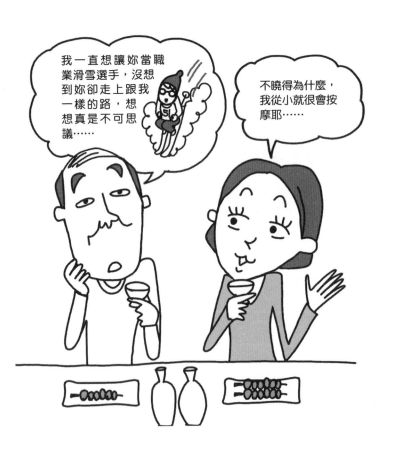

Chapter 2

為什麼會生病？因為「自律神經」失調了！

了解疾病的起源，

不僅能掌握病痛的本質，

更能挑戰治癒疾病的改革療法。

Lesson 5

小心！「自律神經失衡」是致病元兇

自律神經失衡不僅造成血液循環不良，更讓毒素淤積體內，無法排出

為保護身體避免疾病侵襲，人類天生具備免疫系統。因此，預防與治療疾病的關鍵就在提升人體原有的免疫能力，我想這點眾所皆知。但對於為什麼會生病、如何才能治癒等，卻沒有科學與理論根據可供說明。

白血球中的「顆粒性白血球」與「淋巴球」是人體免疫力的主要功臣，**在我與新瀉大學安保徹教授研究下，發現白血球數量與作用受自律神經影響，自律神經一旦失衡，就會引發疾病。**

「自律神經」是調整血管與內臟等作用的神經系統，分為「交感神經」與「副交感神經」。交感神經在白天活動或興奮時發揮作用，當交感神經活躍時，神經末梢將分泌「腎上腺素」，提高心跳速度，收縮血管，造成血壓上升。副交感神經則

在就寢、用餐及放鬆時較為活絡，此時神經末端會分泌「乙醯膽鹼」（為中樞及周邊神經系統中常見的神經傳導物質），降低心跳速度，擴張血管，使人體放鬆並促進排泄反應。交感神經與副交感神經之間就像蹺蹺板，一高一低，維持著相互抗衡的關係。

體溫低、循環差，代表「自律神經」失調了

健康狀態是指自律神經維持平衡，交感與副交感神經勢均力敵。正常狀態下，顆粒性白血球的比例為54～60％、淋巴球的比例為35～41％；血液循環順暢，體溫約維持在36～37度之間。

交感神經過度活躍時，表面有腎上腺素受體的顆粒性白血球會隨之增生；若副交感神經處於活躍狀態，擁有乙醯膽鹼受體的淋巴球也將增生。因此，**自律神經的平衡若遭破壞，將連帶影響負責免疫功能的白血球，這就是引發疾病的原因。**

舉例而言，**經常處於緊張狀態的人，交感神經較為活躍**，此時腎上腺素會過度分泌，使得顆粒性白血球不斷增生，血管過度收縮，造成血液循環不良。且過度增生的顆粒性白血球會附著在組織黏膜上，釋出活性氧後死亡，導致身體組織破壞。

反之，**不愛運動、過得輕鬆悠閒的人，副交感神經較為活躍**，導致乙醯膽鹼過度分泌，血管過度擴張造成血液循環不良，體溫跟著下降，最後導致淤血。另外，過度增生的淋巴球，易對花粉與灰塵產生反應，進而引發過敏。

這兩種狀態都會使體溫降低，血液循環不良，氧氣與養分無法運送至身體各部位，不僅老廢物質與毒素不易排出體外，血液中負責免疫工作的白血球也無法順利發揮作用。

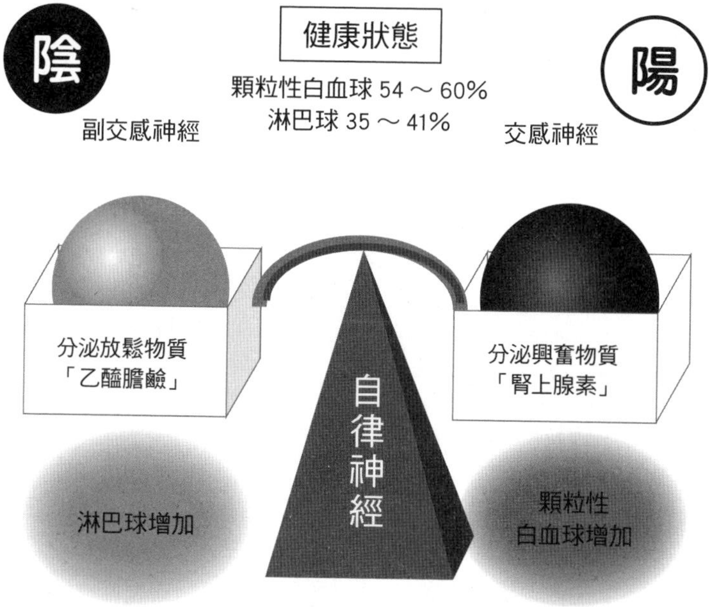
陰
健康狀態
陽
顆粒性白血球 54 ～ 60%
淋巴球 35 ～ 41%
副交感神經
交感神經
分泌放鬆物質
「乙醯膽鹼」
分泌興奮物質
「腎上腺素」
自律神經
淋巴球增加
顆粒性
白血球增加

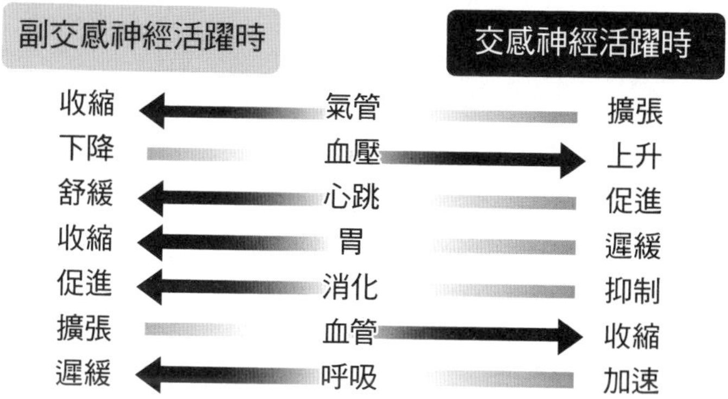
副交感神經活躍時
交感神經活躍時
收縮 氣管 擴張
下降 血壓 上升
舒緩 心跳 促進
收縮 胃 遲緩
促進 消化 抑制
擴張 血管 收縮
遲緩 呼吸 加速

陰

因副交感神經活躍引發的疾病
（淋巴球42%以上）

淋巴球增加

❶ **過敏**
花粉症、異位性皮膚炎、支氣管氣喘、過敏性鼻炎

乙醯膽鹼的作用

❶ **因血流增加導致知覺敏感**
小兒氣喘、頭暈、搔癢、疼痛惡化、劇烈頭痛

❷ **排泄、分泌能力亢進**
腹瀉、骨質疏鬆、沾黏性腸阻塞

過度放鬆

❶ **肌力減退**
腰痛、膝痛、疲勞倦怠感、肥胖

❷ **缺乏壓力**
憂鬱症、四肢無力、食慾亢進或食慾減退

陽

因交感神經活躍引發的疾病
（淋巴球34%以下）

顆粒性白血球增加

❶ **釋放活性氧破壞組織**
癌症、胃潰瘍、潰瘍性大腸炎、十二指腸潰瘍、白內障、糖尿病、甲狀腺機能低下

❷ **引發化膿性炎症**
急性肺炎、急性盲腸炎、肝炎、腎臟炎、胰臟炎、化膿性扁桃腺炎、口內炎、腫瘡、痘痘

❸ **加速組織老化**
斑點、皺紋、動脈硬化

腎上腺素的作用

❶ **血管收縮導致血液循環障礙，引起「血虛」**
肩膀僵硬、手腳麻痺、腰痛、膝痛、神經痛、顏面麻痺、類風濕性關節炎、五十肩、痔瘡、靜脈瘤、牙齦長膿、掉髮、暈眩、高血壓、腦梗塞、心肌梗塞、狹心症、心律不整、心悸、氣喘、偏頭痛、凍瘡、手腳冰冷

❷ **因排泄、分泌功能低下導致淤積**
便祕、膽石、結石、脂肪肝、尿毒症、魚鱗癬症、關節囊腫、妊娠中毒症、食物中毒、冷汗

❸ **知覺鈍化**
味覺異常、視力變差、重聽、痛覺敏感度降低

❹ **緊張、興奮**
焦躁不安、易怒、失眠、喉嚨縮緊、食慾減退或暴飲暴食

Lesson 6

急性病一定要吃藥，但不可「一直吃藥」

其實，人體有許多孔洞，可以自行代謝，排出有害物質

「自律神經平衡」是免疫機制順利運作的重要關鍵，免疫力下降時，人就容易生病。其實，**人體天生具備維持體內環境的機制，可隨時修復自律神經失衡**。當身體修復機制作用時，會產生發燒、倦怠、疼痛、腹瀉、咳嗽、流鼻水等不適症狀，以恢復原有機能。

肌肉在使用後會蓄積乳酸等「疲勞物質」，使血液循環變差，此時身體將促進「乙醯膽鹼」、「前列腺素」與「組織胺」等物質分泌，讓知覺神經產生過敏反應，引發疼痛、紅腫。這些都是身體為了恢復血液循環，舒緩疲勞所產生的反應。感冒所引起的發燒症狀是身體為了提高體溫，增加不足的淋巴球數量，與病毒抗戰的反應。其他諸如腹瀉、出汗、濕疹，其實也是身體為了將廢物或有害物質排出體外所做的努力。

雖然藥物可以抑制症狀，但無法從根本治癒疾病。**現代醫學將這些反應視為疾病，利用藥物抑制反應，殊不知長期服藥反倒是招致疾病的原因。長期服藥容易造成血管收縮，阻礙血液循環，使身體發冷，降低免疫力，最後引來更多疾病。**藥期越長，人體為了排出吃進體內的藥物，會產生各種症狀。例如，異位性皮膚炎與氣喘是副交感神經過於活躍時所引起的疾病，但許多長期服藥導致交感神經活躍的患者，也會出現這些症狀。

與其一直吃藥，不如提高自癒力

請別忘記，人體天生具有自癒力，能利用身上的許多孔洞，例如皮膚、眼睛、鼻子、耳朵、嘴巴、肚臍、陰道與肛門等，以各種方式排出有害物質，取得健康平衡。**因此，想要擁有健康的體質，要先建立「不依賴藥物，提升自癒力」的觀念。**

不過，我不鼓勵生病絕不吃藥的行為，急性病一定要吃藥，況且現代醫學的發達也是拜盤尼西林與類固醇所賜。但我想提醒大家，**服藥不過是一種短時間內抑制症狀的手段，如果真的要服藥，我建議服用較能溫和發揮作用的中藥。**

西藥副作用較多，例如，長期服用消炎鎮痛劑、降膽固醇藥、降血壓藥、類固醇與精神安定劑，會導致血管收縮，身體發冷；抗凝血藥「華法林」則是用來預防或控制血栓的藥物，無法溶解已形成的血栓，具有強烈副作用，包括大量出血、暈眩、麻痺與頭痛等。為了身體健康著想，最好不要過量服用西藥。

想要擁有清澈的血液，活絡副交感神經，「溫熱身體，促進血管擴張」才是不二法門。

Lesson 7

排出身心之毒，就能根治疾病

毒的型態千變萬化，有效排毒才能還原身體健康

日本江戶時期著名中醫學家吉益東洞曾提倡「萬病一毒論」，認為毒素是疾病的真面目，唯有攻毒、去毒才能根治萬病。東洞醫生認為只要體內有毒就會顯於體表，提倡以「腹診法」確認病徵。他十五年來致力於理論建構，成功建立了這個理論，在他的努力之下，腹診法更得以發揚光大。

根據東洞醫生弟子所記錄的文獻，「萬病一毒論」中主張的毒並非一般毒物，而是飲食與外邪。未消化完全的食物，停留在體內就會變成毒，以各種病徵顯現出來。例如，胸悶、腹脹、呼吸困難、頭痛、視力模糊、聽力衰退、背脊僵硬、下肢麻痺、小腿僵直、腳氣等，毒的形態千變萬化。**另外，文獻中更註明體內無毒之人，即使發生流行性傳染病，也不易染上疾病。**

開始從事自律神經免疫療法後，我才真正了解東洞醫生說「淤聚於體內的毒，是所有疾病的真面目」的意思。每次將磁氣針按壓在患者身上，四周總瀰漫一股不尋常的氣味，疾病越重的患者，越帶有強烈的毒氣。

負面情緒越多，病越好不了

現代之毒包括老舊廢物、化學物質、重金屬、壓力、嫉妒等，毒氣蓄積於體內，阻礙血液循環，便引發疾病。患者的共通點是「潛藏於心底的負面情緒」。前幾天，有一位飽受克隆氏症與異位性皮膚炎折磨的35歲女性參加我的講座。她目前正在吃中藥治療，但腹部的刺痛，讓她總是苦著一張臉。

觀察面相後，我認為她具有被害意識，於是我想也沒想就問：「妳是不是有什麼心結？」她只回我：「我被朋友背叛了。」她內心的被害意識正是導致腹痛的病因，只要她持續抱持著這個想法，腹痛就永遠不會痊癒，這就是所謂的心毒。此時應積極運動，排出有害物質，改善雙腳冰冷的症狀。倘若病患本身沒有治癒的決心，好的氣便無法進入體內。

此外，我還要介紹另一個病例。她是陷入憂鬱狀態、失去幹勁的50歲女性。她經常到各地傳授氣功，沒想到卻因此吸收過多別人身上的毒。在施予頭部刺絡後，毒血不斷地流出來，治療後全身發熱，雙腳更是溫暖舒暢。回家時她笑著道謝，走路姿勢變得好輕鬆，與剛來時完全不一樣。**由此可知，排出身心之毒，不僅能根治疾病，更可以改變外在性情。**

Lesson 8

老廢物質堆積，身體當然會生病

只要血液循環好，健康長壽不是夢

我確信疾病的根源在於「頭熱足寒」。自提倡自律神經免疫療法以來，前來向我求診的病患都有共通之處，那就是「頭部血淤」，導致「氣」無法流至腳底，下半身血液循環量不足。只要撥開頭髮，就能看出頭部是否出現血淤症狀。健康頭皮的顏色是青白色，出現血瘀的頭皮則會呈現淡淡的粉紅色。頭皮表面布滿兩種顏色的細線，代表「血虛」，皮膚表面較周圍暗沉，呈現灰色的凹陷線條；處於「血淤」狀態的部位則浮現突起的紅色線條。這些都是血流障礙的病徵。

血液負責供應人體組織與細胞活動不可或缺的氧氣與養分，再透過循環排出二氧化碳與老廢物質。血液循環不良時會產生血淤狀態，導致血管堵塞，血管壁沉積老廢物質，血液循環因此淤積停滯。**血淤發生在頭部，會引起心情憂鬱、腫瘤；發**

生在心臟會引起心臟衰竭、狹心症；發生在肺部則會引起肺充血、肺水腫等疾病。

「頭不痛，腳溫熱」就能遠離醫生

大腦是人體中樞，佈滿自律神經，需要源源不絕的大量血液。一旦頭部發生血淤，人體控制中樞的一千億個腦細胞便無法順利運作，自律神經也會跟著失調。流動全身的血液量中，約有75％是回收老廢物質的靜脈血，其餘的25％是動脈血。心臟每次收縮時的動脈血量約為40～50 ml。若不提高體溫，隨時保持血流順暢，離心臟最遠的末梢四肢，血液循環便容易停滯，導致老廢物質無法回收。

俗話說：「頭寒足熱就能遠離醫生」。**避免頭部發暈，保持冷靜狀態，就能輕鬆控制自律神經，順暢血液循環，促進新陳代謝；利用雙腳運動產生熱量，透過肌肉收縮與放鬆的動作將靜脈血運回心臟，便能溫暖身體，活化免疫力並排出老廢物質。**只要能保持「頭寒足熱」的狀態，白血球數量長期維持6000/mm^3、淋巴球比例為35.5～36.2％、淋巴球數量2100～2300/mm^{3}的健康數值，就能創造長壽人生。

Lesson 9

冬天代謝緩慢，「保暖身體」就不易生病

傾聽內心的聲音，疾病自然痊癒

疾病發生前必定有其預兆，經過長時間的醞釀，最後才形成真正的疾病。因此，**千萬不要忽略疾病的源頭，聆聽身體發出的聲音，是極為重要的事。**確定罹病前，身體發出的種種哀嚎，例如頭痛、肩膀僵硬、肌膚粗糙與便秘等都是警訊。這些顯而易見的症狀，往往因為沒有用心聆聽而被忽略。

內心的聲音分成兩種：身體的聲音與情感的聲音。例如，食慾是情感的聲音，但想吃的東西，卻不一定是身體需要的食物。下午3點，血糖值降下降，這時最想吃甜食等可以刺激身體的食物。但如果在這個時候吃極陰性且具刺激性的食物，如巧克力或咖啡，便會破壞平衡，讓身體處於不穩定的狀態。

單憑個人喜好，聽從情感聲音所選擇的食物，往往不是強身健體的必要食物。

無法區分「情感聲音」與「身體聲音」的人，建議可食用糙米餐一陣子，慢慢恢復體內平衡。當身體回到穩定的狀態後，會發現過去吃下太多無益健康的刺激性食物，這就是身體的聲音。**不穩定的錯覺會產生不穩定的食慾，只要注重飲食，改變用餐習慣，許多問題就能迎刃而解。**

「手腳冰冷」是萬病之源

「聆聽身體真正的聲音」是治癒疾病的第一步，只有自己才能照顧自己，過度依賴其他人、事、物，只會遺忘什麼才是對自己最好的，聽不見身體的聲音。當你學會傾聽內心的聲音，心理會隨之健康，氣也會開始循環，免疫力自然提高。之前我曾指導一位異位性皮膚炎患者改善飲食，就在她拋掉對於飲食療法的恐懼感後，臉上的皮膚炎就改善了，膚色也變得明亮。

只要敞開心靈與感性的大門，身體自然跟著你，這是最重要的治療步驟。肌膚粗糙、臉部發紅、黑眼圈、下肢靜脈瘤等都是血液循環不良時，身體發出的警訊。**只要仔細觀察身體並施予觸診，結合飲食療法、醫學治療與自我照護，排出蓄積體內的汙染物質，就能聽到身體的回應。**

此外，身體發冷是萬病之源，就像冬天時，代謝機能會下降一樣，身體發冷也會導致代謝低下，形成血流停滯，這就是容易罹病的原因。尤其上半身與體表較熱的男性，不容易感受身體發冷的症狀，務必多加注意。

打造溫暖、不停滯的體質是提高免疫力的基本原則，**當身體變冷時，人會懶得出門，也容易產生負面思想，這時只要適度溫熱身體，就能改善憂鬱症狀，白血球與淋巴球比例更可能因此增加。**

Column

2

越愛化妝，皮膚越容易出狀況！

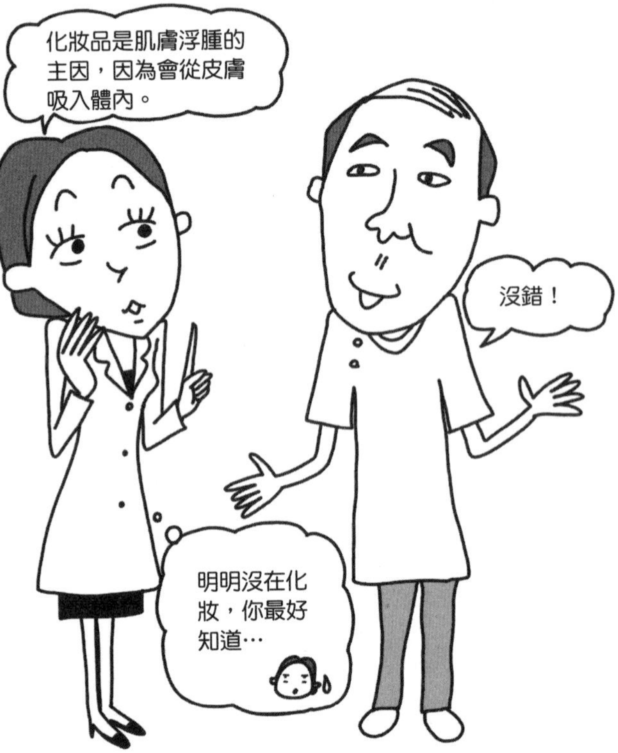

Chapter

3

如何讓「病自己好」？體溫高、血液循環好、排出毒素就對了！

想要治癒疾病，必須掌握「治療三要」，
即提高體溫、促進血液循環、排出老廢物質，
如此一來，身體自然不藥而癒。

Lesson 10

戰勝病痛，95%的關鍵在自己

停止急病亂投醫，「自己」才是身體最好的醫生

由於長年仰賴西醫，造成許多人有錯覺，以為生病就該立刻看醫生。其實，這個錯誤觀念不僅降低病患對抗疾病的意識，也會讓醫生高估能力，養成錯誤的自信與驕傲。

先前，一位癌症患者前來求診，希望能在接受化療的情況下，併用我的治療法。但抗癌劑不只攻擊癌細胞，也會降低健康細胞的免疫力，根本無法治癒癌症。而自律神經免疫療法目的在於恢復自律神經的平衡狀態，增加淋巴球數量，減少顆粒性白血球，讓身體回到罹病前狀態。在接受化療的狀況下，淋巴球數量將無法增加，即使接受自律神經免疫療法也不會有所成效。

每個月的學習會上，總有人問我：「該去哪家醫院接受什麼治療？」我一定反

問他：「為什麼會生這種病？」這些人為了從我身上得到答案，特地到東京參加學習會，沒想到我非但不給建議，還讓他們滿腹疑問。其實，我之所以反問參加者，是為了確認他們是否有「生病是自找的」這樣的自覺，因為學習會的重點不是介紹醫師，而是面對疾病的態度，如果不了解治療的本質，即使大老遠來到這裡，也是徒勞無功。

提高免疫力，95％的病自己會好

我知道每位學員都想積極對抗疾病，我也想親身治療每一位病患，但我實在力有未逮。每次以磁氣針按壓患者的穴位，四周總瀰漫一股極難聞的氣味，也因為長期吸入毒氣，間接接收患者的病徵，我才會病痛纏身。

壞掉的手錶拿到鐘錶店修理；穿壞的鞋拿去鞋店修補，這是極其自然的道理。但生病時，千萬不能有「只要看醫生，醫生就會幫我治好」的錯誤想法。西醫的確可以透過精密檢查找出病灶，或遇到狀況時立刻進行外科手術；但能打造健康、控制身體狀態的人，唯有自己。因此，唯有提高免疫力，利用自癒力修復體內環境，才是不二法門。

說到底，醫生能做的只有協助患者而已，痊癒的關鍵，在於不依賴醫生，靠自身力量治癒疾病的「自律心」。**想成功戰勝疾病，患者握有關鍵的95%，醫生能做的醫療協助只有5%而已**，正因如此，我才大力推廣自律神經免疫療法，希望病患能透過指頭按摩、髮旋按壓等各種治療法，實際在家實行，提高自癒力。

Lesson 11

西藥治不好的病，靠「免疫力」就對了

只要促進血液循環，徹底排出藥物與毒素，就能根治疾病

「血液檢查」過去是每家醫院必備的檢驗項目，但隨著醫學進步，現在大部分的醫院都以「精密檢查」為主。精密檢查雖能詳細分析身體狀態，但接受X光檢查，暴露於超量的放射線下，或是空腹進行胃鏡檢查，都會嚴重消耗體力，降低免疫力；進行腫瘤的切片檢查，不僅會傷害腫瘤細胞，還可能導致癌細胞增生，阻礙患者自癒的能力。而「白血球分類檢查」，只要抽血後利用自動血球計數器進行檢測即可，不僅具指標性，也是了解體質最簡單的方法。

白血球分為嗜中性白血球、淋巴球、單核球、嗜酸性白血球與嗜鹼性白血球等五種，**依據淋巴球與顆粒性白血球（嗜中性白血球、嗜酸性白血球與嗜鹼性白血球的總計）的比例，就能清楚掌握自律神經。**

數字會說話，「白血球比例」才是治病關鍵

淋巴球較多時只需下降淋巴球比例，就能恢復平衡，治療期間較短，約需半年。遵守「頭寒足熱」的原則，將流動於頭部的過剩血液引至腳部，就能降低過高的免疫力。另一方面，淋巴球較少時，顯示身體處於免疫力較低的狀態，此時顆粒性白血球會釋放出活性氧，需花上一段時間促進血液循環並增加淋巴球，治療期間也相對較久。

健康身體的淋巴球比例為35～41%，只要能維持這個比例，就具有足夠的免疫力，能靠自癒力對抗疾病。在此數值內即使生病，恢復時間也較快，最多五個月內便可獲得改善。另外，改善疾病的目標值為白血球數5000～7000/mm^3、淋巴球數1800～2300/mm^3（最理想的數值為2000～3000/mm^3）。檢查數值在理想值內，代表身體具有足夠免疫力，能較快恢復健康；反之，高於或低於理想值，則極可能出現疾病症狀。以癌症患者為例，即使淋巴球數量較少，只要維持1800/mm^{3}左右，病情

就會好轉；超過2000/mm^3，症狀就能日漸改善。

藥物無法治癒疾病，免疫力才能守護健康，只要溫暖身體，促進血液循環，並徹底排出藥物與毒素，即使是慢性疾病也能痊癒。

Lesson 12

中西合併的治療方法，最有效！

同樣的症狀可能因體質相異而導因不同，應徹底觀察

一般而言，中醫需針對病人進行「望診」（以肉眼觀察病患的體格、氣色、眼瞼、皮膚、姿勢、身體等動作）、「問診」（詢問症狀與病歷）、「切診」（用手直接接觸，進行脈診或腹診）及「聞診」（聆聽病患聲音、咳嗽聲、呼吸聲與腹鳴，確認病患是否有體臭或口臭）。只要巧妙結合四診，即可掌握病患類型，找出適合的治療方法。

不過，每次診療病患時，我總感受到傳統中醫的不足。**現代社會不虞匱乏的生活已與過去大相逕庭，自然環境的破壞、不分晝夜的生活型態、無所不在的電磁波影響、藥毒與各種經皮膚吸收的毒類（即經皮毒），導致現代社會的疾病大多是「實」（滿溢）與邪氣的疾病，治療方法自然也不能一成不變。**我相當重視中醫的

傳統形式，但現代醫學已破除許多既往迷思，因此，我認為中醫有必要重新整合。

不過度偏重觸診與問診，以「望診」觀察患者的自然狀態才是治療基礎。過度在意形式，不僅無法看見患者的真實狀態，感受不到他的疼痛與艱苦，機械式的提問方法更讓患者飽受折磨。唯有建立信任關係，才能讓患者敞開心胸，獲得完善的治療。

治療應由外而內，不可忽視表象

基本上我會先觀察患者全身，確認引發症狀的部位，並搭配白血球數值進行治療。大致上膚色較白、略顯浮腫，感覺沒有生氣的患者，副交感神經較為活躍，屬於「陰」的類型；反之受到顆粒性白血球釋放活性氧的影響，膚色暗沉的患者，交感神經較為活躍，屬於「陽」的類型。

觸診時觸摸手腳，確認四肢末梢是否冰冷。手腳冰冷的人水分無法循環，容易蓄積水分，感覺較為浮腫，雙腳尤為明顯。此外，腹部也是重要部位，先觸診確認是否發冷，再以手掌檢查上腹部、肚臍周圍以及下腹部。腹部有肝臟，可診斷患者是否壓力過大或生活不正常；肚臍周圍可診斷脾臟，看出是否偏食或消化功能問題；下腹部有腎臟，是患者生命力的指標。

血液檢查固然重要，但光看數據無法了解患者的精神狀況與生活型態，治療風險較高。**同樣的症狀可能因體質相異而導因不同，例如，手腳冰冷的導因，有因血淤停滯造成的冰冷，也有因血液不足而造成的寒涼。因此治療時必須巧妙運用五感，在自然交談中收集資訊。**

醫院大多將焦點放在出問題的部位，不考慮藥物作用是否造成不適，要求病患持續服藥，較少注意全身狀況。我認為中西醫應該與時俱進，不要過度制式化，唯有建立與患者間的信賴關係，才能實現優質的治療。

中醫理論下的自律神經體質分類

	陰			陽	
確認項目	副交感神經活躍（淋巴球過多）		正常	交感神經活躍（顆粒性白血球過多）	
氣色	蒼白（手腳冰冷）	發紅（明亮）	膚色（棗紅色）	發青、發紅（暗沉）	發黑（發冷）
表情	睏倦、容易浮腫		明亮、眼睛有神	緊繃、寡言	
情緒	想睡、倦怠		有活力、平靜穩定	坐立難安、興奮、靜不下來、具攻擊性	
睡眠	過度睡眠		舒適睡眠	失眠、淺眠	
飲食	吃得很慢、很久，喜歡吃甜食與湯湯水水的食物		有食慾、可以控制食慾	吃東西的速度很快、因緊張而吃不下、喜歡吃味道很強、很鹹與具有刺激性的食物	
通便狀況	容易拉稀、因身體機能衰退而腹瀉		順暢	因緊張而引起腹瀉、因腸道乾燥而引起便祕	
體溫	代謝低下造成身體發冷		身體不發冷（可因應溫度變化）	血管收縮造成身體局部發冷	
淋巴球比例	42%以上		35～41%	34%以下	
代謝	容易下降		正常	容易上升	

體質與行為

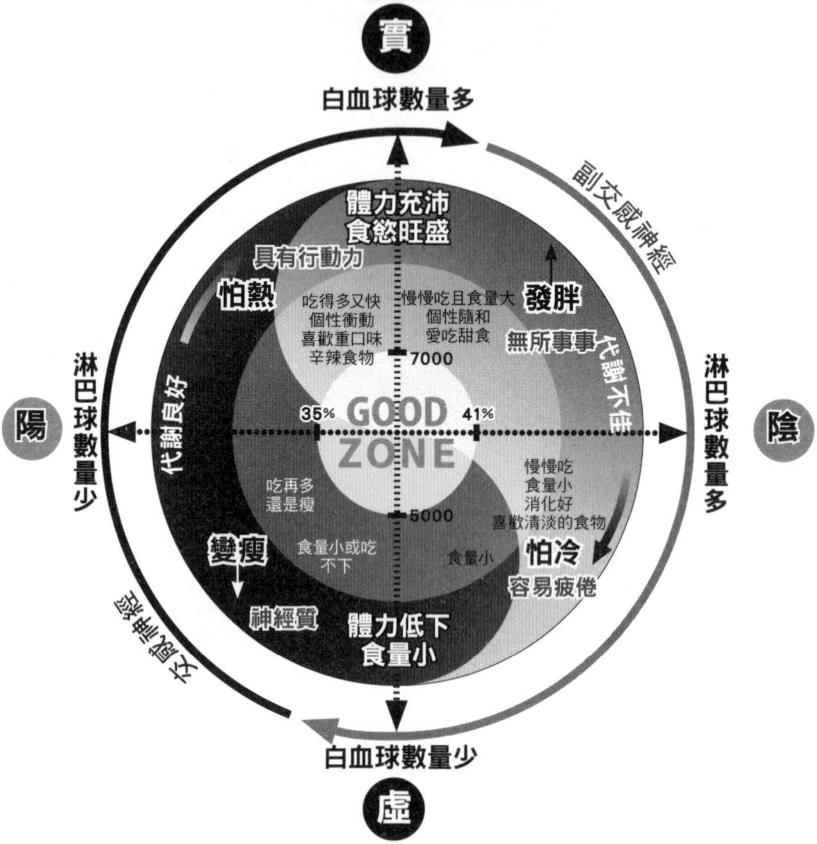

❶「實性體質」的人最容易發胖，食物一入口立刻消化吸收，屬於喝水也會胖的類型。無論陰性或陽性，只要擁有實性體質，大多數容易發胖。另一方面，「虛性體質」因物質缺乏而易瘦，但如果屬陰性體質，則容易因代謝不佳或水分過多而發胖。

❷GOOD ZONE 為淋巴球 35 ～ 41%、白血球數 5000 ～ 7000/mm3。

Lesson 13 「髮旋療法」有效改善患者病況

以髮旋為中心刺激頭部，毒素會透過搔癢、盜汗排出體外

根據統計，五個人之中就有一個人因為壓力罹患憂鬱症，沒罹患過憂鬱症的人，根本無法了解發病時的痛苦。我當初發病時手腳冰冷，難以入眠，怎麼保暖都無法溫熱身體，直到認識一位針灸老師，他在我的後腦勺扎針，按摩背部，才讓我的身體逐漸暖起來，真正有了「頭寒足熱」的感覺。

「頭寒足熱」是指將上衝至頭部的熱氣往下引流，將滯留於頭部的血液與氣往下引導，是改善全身的血液循環，調整自律神經平衡的最佳之道。二〇〇五年起我開始注重頭寒足熱，以「百會穴」為中心進行治療。我在錯綜複雜的經穴線上尋找治療點，以百會穴為起點，經過太陽穴和耳朵，沿著頸部，串起前胸與背部的好幾條線。

仔細觀察百會穴周邊後，我發現位置雖然不同，但每個人頭頂都有直徑1公分左右的凹陷處，亦即「髮旋」。每次按壓患者髮旋，患者就會感到疼痛。從髮旋畫出放射狀線條時，會經過百會穴或太陽穴等重要穴位。我想起祖母在瀑布下修行的模樣，原來在瀑布激流下沖打的正是髮旋。因此，二〇〇六年2月起我將重點移至髮旋，以刺激髮旋的方式進行治療，沒想到患者的身體竟出現驚人變化，在很短的時間內，病情就獲得改善。

透過髮旋療法排毒，「類風濕性關節炎」也能不藥而癒

所謂的治療，就該讓患者心情開朗，通體舒暢。治療過程中，患者的皮膚不斷冒出汗珠，儘管過程疼痛，但許多患者在治療後都露出舒暢的笑容。他們感受到血液從頭部往下半身流動，紛紛表示：「心情好舒暢」、「我覺得好清爽」、「感覺就像剛泡完澡一樣」。

「溫熱身體」是治癒疾病的重要關鍵，許多類風濕性關節炎患者，都在接受髮旋療法後病情好轉。我的病患中，一位患有類風濕性關節炎的63歲婦人，全身疼痛、腿部腫脹到無法穿鞋的地步。在施予髮旋療法後，雖然疼痛並未減輕，但她的雙腿越來越輕鬆，也慢慢地能正常走路。

治療的三個月裡，患者經歷了全身疼痛、盜汗，甚至猛烈發癢，但在搔癢逐漸消失後，不僅疼痛舒緩，水腫與腫脹等症狀也跟著消失無蹤。正因為患者擁有強烈信念，不惜停止服用藥物，接受治療一年後，憑藉「想靠自己戰勝疾病」的堅定意念，類風濕因子呈現陰性，成功恢復健康。

髮旋療法能有效提高免疫力，臨床案例中，有些病患免疫力會瞬間提升，有些則會先降後升。在了解疾病的本質後，我認為髮旋療法是最有效的療法。

尋找髮旋的位置與按壓方法

1. 以手指摸索頭頂四周，可發現直徑約 1 公分的凹陷處，該處就是髮旋。

▼

2. 少數人有兩個以上的髮旋，此時以面積最大、按壓時最痛的髮旋為治療點，利用手指或磁氣針，以舒適的強度規律刺激髮旋 20 次。

▼

3. 利用手指或磁氣針，以髮旋為中心，沿著 6 條放射線進行刺激。

沿著髮旋往下走，慢慢施予刺激，集中刺激感到疼動的部位，約 5 次。由於頭部肌肉呈縱向生長，因此要在線上橫向移動，在柔軟的部位上尋找較僵硬之處，確實舒緩治療。

髮旋按壓

髮旋（即圖中的黑點處）是位於頭部、直徑約 1 公分的凹陷處。位置因人而異，請以手指從頭頂往前後左右慢慢找出髮旋的位置。

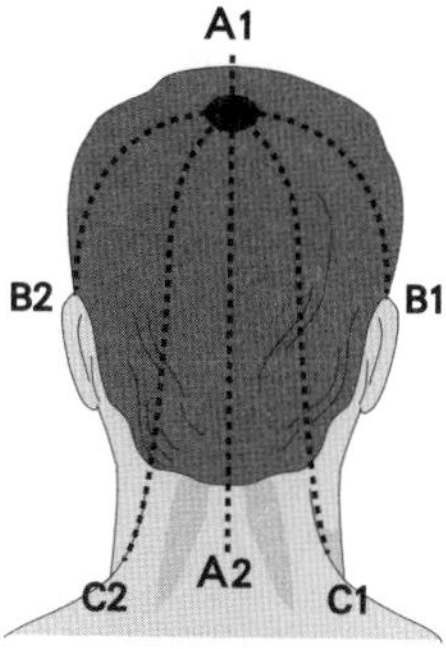

1

將雙手食指與中指指腹放在髮旋上，依照1、2、3的節奏，以舒適的強度規律按壓20次。

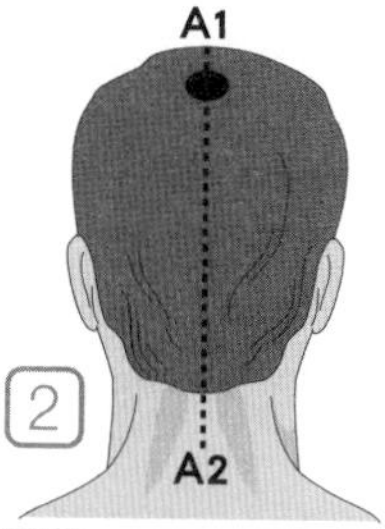

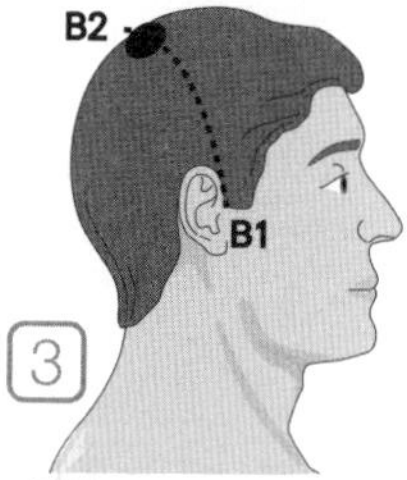

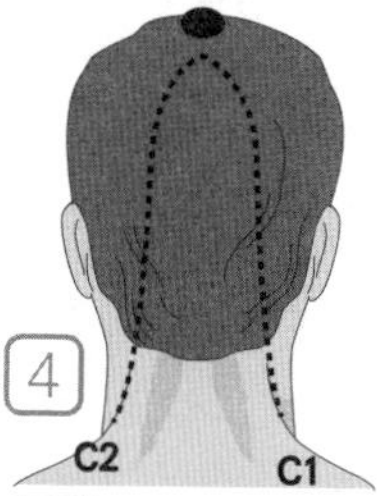

A1：從髮旋往前延伸至髮際中心，通過眉間、鼻梁與雙唇中心點，連接至下巴根部。

A2：從髮旋往後延伸至後腦勺中央，直達脖子根部。

B1：從髮旋往臉的右邊朝下延伸，通過右方太陽穴，直達顎關節根部。

B2：從髮旋往臉的左邊朝下延伸，通過左方太陽穴，直達顎關節根部。

C1：從髮旋通過後腦勺右方凹陷處的中心，直達脖子根部。

C2：從髮旋通過後腦勺左方凹陷處的中心，直達脖子根部。

由於髮旋按壓也能單手操作，因此 A1 與 A2 以雙手、B1 以右手、B2 以左手、C1 以右手、C2 以左手操作，同時刺激即可。

Lesson 14 看起來「病情加重」，有時候是好轉的開始！

一時的病況加重，其實是你的身體正在排出毒素！

治療疾病的過程中，必定出現「瞑眩反應」。俗話說：「氣滯生百病。若藥不瞑眩，厥疾不瘳。」日本漢醫古方派創始人後藤艮山致力提倡此理論，他醫病不論貧富，畢生盡心醫治絕症患者，家門前總有患者排隊求醫，門下習醫弟子更高達二百人，備受時人敬重。他認為若沒有瞑眩反應，代表疾病尚未痊癒。

人體易凝聚毒物，面對任何疾病，治療重點只有一個，那就是按壓穴道，推開蓄積毒物的隆起處，使毒物散掉。治療過程中必定伴隨瞑眩反應，會暫時加重症狀。但可惜的是，多數人錯以為這是病情加劇的現象而放棄治療，錯失治癒的良機。其實，**症狀加重只是瞑眩反應的現象之一，因新陳代謝活化後，排泄現象隨之活躍而導致，並非疾病惡化。**

瞑眩反應包括：疲倦、想睡等倦怠感的弛緩反應；便祕、腹瀉、出汗、腫脹、疼痛等過敏反應；濕疹（皰疹）、搔癢、眼屎、腫皰、大量排便等排泄反應；以及胃痛、腹痛、噁心、發燒、心悸等恢復反應。

血管較脆弱的地方還會因皮下出血而產生瘀血，等到血管修復再生，恢復正常血流，淤血便自然消失。這些反應是自癒力發揮作用時必定伴隨的現象，用以排出體內毒素，活化反應神經。重要的是，每一種反應都是暫時性的，經過一段時間後就能好轉痊癒。

撐過「瞑眩反應」的陣痛期，就能戰勝疾病

在所有病歷中，長期使用類固醇治療的異位性皮膚炎患者最易引起極強烈的瞑眩反應。異位性皮膚炎是因副交感神經活躍，血管鬆弛導致血液無法順利流動所引起的疾病。由於血流速度變差，皮膚不得不產生各種反應以排出毒素，這個反應就

是「異位性皮膚炎」。

在皮膚上塗抹類固醇，會導致膽固醇沉積在表皮上，進而氧化變質，越積越多，引起交感神經的高度緊張，連帶降低排泄力。因此，若想治好異位性皮膚炎就必須停用類固醇，持續溫暖身體，排出毒物。表面皮膚乾燥僵硬、產生白色粉屑的患者，通常都有外表燥熱、身體內部虛寒的情形。這時只要停止服藥並確實溫暖身體，皮膚就會發紅腫脹，出現黃色膿液，這便是好轉的徵兆了。

人體內的血液更新需耗時100～120天，瞑眩反應通常伴隨血液更新的週期出現，此時顆粒性白血球會增加，導致疾病症狀加劇，待狀況穩定後，淋巴球便會隨之增生。**雖然瞑眩反應強烈，但別擔心，通常約持續三個月後，患者的身體就會逐漸好轉。只要出現瞑眩反應，症狀就一定會改善，因此只要患者抱持著「自我療癒」的堅定信念，必定能戰勝疾病。**

Lesson 15

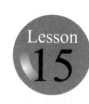

促進血液循環，「一針」見效

施行刺絡釋放有害毒血，能夠刺激體內製造新血液

說到研究自律神經免疫療法的起點，應該從「井穴・頭部刺絡療法」講起。一九九六年11月，我到橫濱市參加淺見鐵夫醫生舉辦的講習會，在會中學習到這項療法。「井穴」是位於手指與腳趾邊際的穴道，將注射針扎進井穴及頭部的百會穴中，會釋出30滴左右的血液，這種療法藉由出血刺激自律、運動及感覺神經，能改善各種症狀。

講習會後，我回想淺見醫生的治療過程，請內人與同事用指尖替我試驗過幾次都效果不佳，經歷無數次的失敗，才終於找到更有效的方法。我在新瀉縣新發田市的老人醫院工作時，曾經以此法替自願者進行治療，發現此療法對關節痛與耳鳴相當有效，之後改用磁氣針，不但更安全且成效加倍。

「刺絡」是一種以小針扎進治療點周邊，釋放出少量血液的安全療法。身體健康的人嘗試此療法時，會釋放出鮮紅色的清澈血液；疾病患者及過度疲勞的人，因為交感神經緊張，血液循環較差，因此不會立刻出血，流出的血液不僅顏色偏暗，感覺也較黏稠。

憂鬱症與失眠患者頭部昏沉，將針刺進去會流出含有大量水分的血液；癌症患者的腿部循環尤差，刺絡療法後會漫出黑色的黏稠血液。**相對於洗腎，刺絡只要少量的出血就能促進血液循環，製造新的血液。**有位身體狀況極差的患者，因為刺絡療法避免了洗腎的命運，現在更恢復健康，成功回到工作崗位。

以「鼠蹊部療法」刺激患部，排毒效果顯著

只要將體內的有害物質排出體外，就能避免血壓上升。我在二〇〇一年罹患高血壓，身體每下愈況。那時我開始服用藥物，可是血壓卻怎麼也降不下來，二〇〇

四年時收縮壓更高達230mmHg。直到二〇〇八年開始進行刺絡療法，將有害物質排出體外，舒張壓便降至78mmHg，收縮壓也回到正常值的130mmHg左右，再也不需依賴藥物了。

我的肌膚原本佈滿黑斑與皺紋，也在施行刺絡療法後慢慢減少。隨後肝功能不斷下降，二〇〇九年4月更出現黃疸症狀。在持續以刺絡進行治療的10天後，我用手觸摸自己的身體，發現一處極為疼痛的患部，以磁氣針刺激後，竟從糞便排出膽石，立刻痊癒。藉由這次的經驗，我研究出「鼠蹊部療法」。

隨著淋巴球比例不同，患者的疼痛部位也各異。交感神經占優勢的患者，只要刺激身體硬塊、背部與腿部前方，就能有效舒緩疼痛；副交感神經較活躍的患者則要刺激柔軟部位、胸部與腿部後方；身體健康的人則沿著身側施予刺激即可。

這個療法讓我體會人體陰陽交錯的奧妙之處，不可思議的是，隨著刺激淋巴球的各個對應部位，身體較冰冷的部位會立刻冒汗，促進治療的效果。

「刺絡療法」與「淋巴球」的變化

檢查項目	副交感神經占優勢（淋巴球過多）		正常	交感神經占優勢（顆粒性白血球過多）	
臉色	蒼白	紅潤	粉紅色	青白色	偏黑
初診、淋巴球比例	50%以上（手腳冰冷）	41～50%	35～41%	25～35%	25%以下（手腳冰冷）
病名案例數	・憂鬱症1例	・憂鬱症1例 ・乾癬症1例 ・異位性皮膚炎1例	・膠原病1例 ・睡眠腳動症1例 ・帕金森氏症1例 ・憂鬱症2例 ・乾癬症1例	・異位性皮膚炎5例 ・乾癬症1例	・異位性皮膚炎6例
平均年齡	72歲	33歲	36歲	30歲	33歲
治療時間	約20個月	約5.7個月	約4.7個月	約12.2個月	約8.5年
淋巴球變化	54→36%	45→38%	38→37%	30→37%	20→31%

白血球是維持健康的寶物，白血球達5000～7000/mm^{3}時，身體就具有足以抵禦疾病的能力；淋巴液比例達35～41%，身體就能打一場高品質的戰爭。若能加上患者想治癒疾病的堅強信念，以及治療者的後援，戰勝疾病之時指日可待。這是有錢也買不到的寶物，唯憑藉日常生活習慣的改善，這點請務必謹記在心。

鼠蹊部療法的治療線

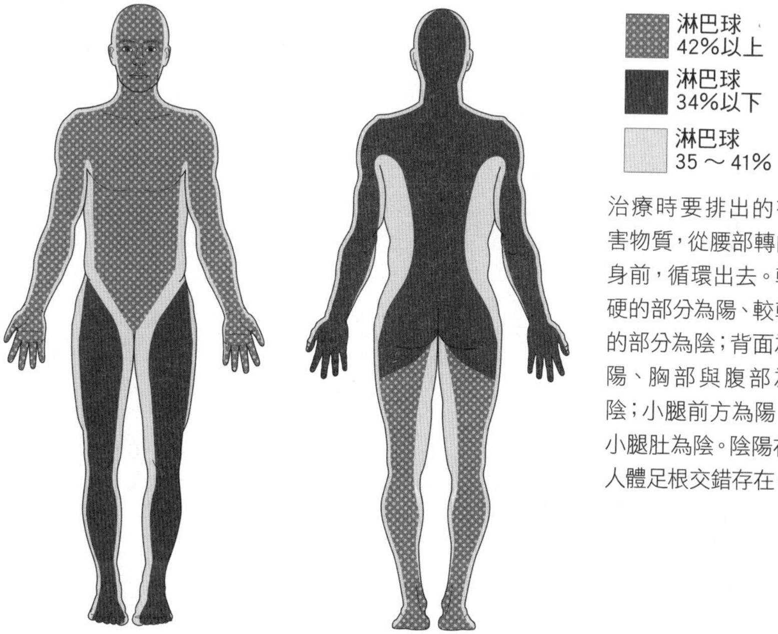

治療時要排出的有害物質，從腰部轉向身前，循環出去。較硬的部分為陽、較軟的部分為陰；背面為陽、胸部與腹部為陰；小腿前方為陽、小腿肚為陰。陰陽在人體足根交錯存在。

刺絡療法

從頭部往腳尖進行刺絡。不同的疾病症狀，血液的流出狀態各異，失眠或憂鬱症患者大多會從頭部流出含有水分的血液。此外，不同部位的血液顏色也不同，癌症患者的血液呈紅黑色，帶有黏稠性，而且只會流出體內不需要的血液。

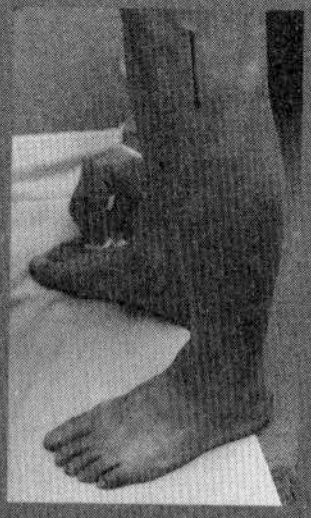

Lesson 16

大腸炎、癌症，全靠「指頭按摩」

勤作指頭按摩可以避免有害物質滯積體內，打造健康身體

在健康雜誌上介紹指頭按摩後，我收到許多讀者的熱烈迴響。指甲根部富集神經纖維，刺激指頭可以調節身體，促進自律神經反射，恢復均衡狀態。指頭按摩不僅能調節淋巴球與顆粒性白血球的平衡，提高免疫力，更能運送停滯的血液至肢體末梢。做完指頭按摩後，體驗者紛紛表示「手腳變熱了」、「有舒服的酥麻感」、「感覺身體變輕」，這就是血液循環變好的證明。**若想改善下半身症狀，不妨勤做腳部的指頭按摩。**

指頭按摩的方法十分簡單，只要以單手大拇指與食指捏住另一隻手的指甲根部兩側，進行按壓搓揉，無須拘泥位置精確與否，持續按壓搓揉至稍感疼痛的程度。五根手指各按摩10秒，對應個人疾病症狀的手指要加強刺激約20秒。**指頭按摩是隨**

時隨地可以施行，輕鬆無負擔的健康療法，雙手雙腳按壓一輪只消3分鐘，每天2～3次，持續按摩就能看到效果。

最初提倡指頭按摩時，因為無名指容易刺激交感神經導致免疫力降低，因此有一段時期我不建議按摩無名指，但研究後發現，五根手指均勻刺激按摩，效果最為顯著。之所以有這樣的轉變，要感謝新瀉大學渡邊真由美老師的鼎力協助，我們研究發現，無論是交感或副交感神經占優勢，刺激五根手指都能輕鬆調節顆粒性白血球與淋巴球的平衡。

排出體內毒素，不費吹呼之力

潰瘍性大腸炎、過敏性腸症候群（大腸急躁症，簡稱腸躁症）皆源自壓力。交感神經因緊張而產生活性氧，釋放顆粒性白血球，進而破壞大腸黏膜。服藥治療雖能抑制疼痛與發炎，但容易讓交感神經更為緊張而適得其反，因此我建議不要併用藥物，單靠指頭按摩就能獲得改善。過程中的頻繁腹瀉能引起副交感神經反射，有助於恢復健康。

此外，請注意充分補充水分及溫暖身體。西醫難以治療的耳鳴也受到交感神經緊張影響，一般認為是頭部的血液循環不良所引起，重點式地按摩中指指頭，有助於改善病情。

指頭按摩能有效刺激位於四肢末梢的特殊血管「動靜脈吻合」（Arteriovenous anastomoses），故能迅速提高體溫，調節血液流量。約有八成的雙手總血液都由表皮下方1mm的動靜脈吻合流往靜脈，在兩臂微血管間流動的血液量僅占兩成，所以動靜脈吻合發達者，血液循環較為順暢，也能有效避免手腳冰冷與凍瘡等症狀。

除了指頭按摩之外，也可利用乾布摩擦、溫灸、交替洗冷熱水澡等，促進表皮層微血管的擴大與收縮，強化動靜脈吻合。另外，動靜脈吻合易因飲酒過量導致硬化，也會因為糖分攝取過量，在40歲以後老化衰退。為了促進血液與淋巴液的循環，請務必多多鍛鍊動靜脈吻合。

指頭按摩與白血球數據的關係

	避開無名指，刺激其他四指	刺激無名指	刺激五指
白血球數（個/mm^3）	5500→5900	5600→6200	4444→6515
顆粒性白血球（%）	54.5→52.1	51.9→58.9	55.5→57.9
淋巴球（%）	35.7→39.5	37.3→32.9	42.8→39.8
淋巴球數（個/mm^3）	1963→2330	2089→2040	1920→2579

同步刺激五指，排毒效果最好

指頭按摩雖然不會立刻顯出激烈變化，但只要每天持續，會慢慢地看到效果。在新瀉大學渡邊真由美老師協助下所進行的研究中，發現無論是哪一種體質的人，刺激五根手指都能調節白血球平衡。

我們將受試者分成三組，持續進行指頭按摩四週，確認其有效性：

❶ 避開無名指、刺激其他四指

❷ 刺激無名指

❸ 刺激五指

結果發現只刺激無名指的第二組，淋

巴球比例與數量都大為減少，免疫力也跟著下降。刺激四指的第一組，淋巴球比例與數量增加，免疫力也提升了，但有部分受試者的淋巴球比例超過45％。至於刺激五指的第三組，受試者的淋巴球比例明顯下降，淋巴球數量回到正常範圍內，白血球處於均衡狀態，白血球與淋巴球數量都大幅增加。

指頭與病症的關聯

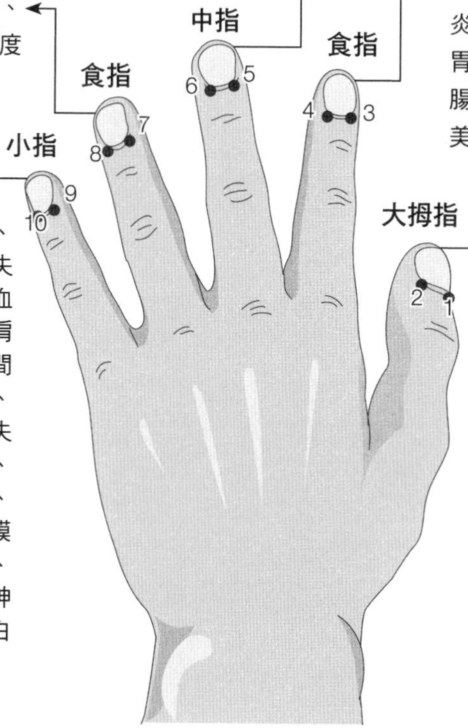

- 耳鳴、重聽等。
- 低血壓、低血糖、嗜睡、倦怠、輕度憂鬱症。
- 潰瘍性大腸炎、克隆氏症、胃・十二指腸潰瘍、胃弱、美肌等。
- 腦梗塞、老人癡呆症、帕金森氏症、健忘、失眠、梅尼爾氏症、高血壓、糖尿病、痛風、肩膀僵硬、腰痛、椎間盤突出、心悸、頭痛、腎臟病、頻尿、尿失禁、精力減退、肝炎、發麻、肥胖、生理痛、子宮肌瘤、子宮內膜異位症、更年期障礙、顏面神經痛、自律神經失調症、恐慌症、白髮、眼睛疾病等。
- 異位性皮膚炎、咳嗽、氣喘、風濕、口乾症等。

剛開始進行指頭按摩時，可能會出現暫時性的疼痛與不適，這些都是症狀改善前的反應，切勿擔心並請持續按摩。指頭按摩能有效提高免疫力，建議搭配飲食與運動，效果更好。

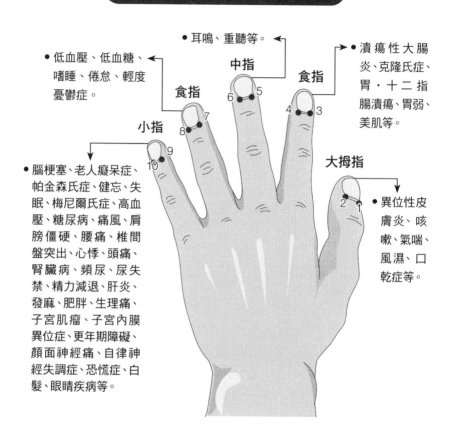

Lesson 17

「仙人穴療法」決定下半身的健康

刺激仙人穴不僅能排出體內毒素，更能還你「性」福人生

下半身健康狀況不佳的患者通常鼠蹊部會發黑，追本溯源問題都出在仙骨（或稱薦骨）。仙骨位於骨盆中心處，是人類活動時的支撐點，上有5節腰椎、12節胸椎、7節頸椎與頭蓋骨，可說是負擔極重的骨骼。從仙骨通往下肢的神經容易阻塞，當血液循環變差時，鼠蹊部便容易發黑。由於仙骨是人死後最後才會腐化的骨骼，自古以來人們都認為仙骨擁有不可思議的神聖力量。

我將最接近骨盆中央的仙骨治療點稱為「仙人穴」，並施予刺激。仙人穴療法是養成「頭寒足熱」體質的方法之一。有一位長達三年半無法行房的前列腺肥大症患者，在接受仙人穴療法後，很開心地告訴我：「我的排尿量增加、次數減少了，狀態好得不得了！」他的膚色越來越紅潤，病情日漸改善，表情也詳和許多。

仙人穴是調節仙骨作用的關鍵，更是身體深處的神聖部位，非專業人士請勿隨意碰觸。不過，仙骨的背面是任何人都能按摩的安全部位，從腰部往臀部摩擦仙骨上方，就能加速血液流動，維持身心健康。在按摩仙人穴之後，許多患者都跟我說：「我的精神變好了」、「早上又會勃起了」、「肌膚變漂亮了」。

一粥一飯都需心存感謝

我提倡的治療法雖然有很多種，但最希望的還是患者能藉由疾病重新檢視「飲食的重要性」。食物是一個生命體，人類吃下後再轉化成能量，維持自己的生命活動。當我回頭思考「人為什麼會生病」時，我不禁認為，因為我們不重視食物，人類才會生病。**我希望各位能藉由疾病思考人類為何奪食其他生命，了解飲食的意義與自己的生存之道。**

水野南北是我很尊敬的一位先人，他認為「人類的運氣在於食物」，主張食物會改變人的運氣。南北前輩面相屬於短命的凶相，根本不可能長命百歲、事業有成，但他慎選食物，以食物開運，不但一生健康長壽，更留下龐大的財富。

開祖為道元禪師的曹洞宗，飲食以「赴粥飯法」為表，禪宗僧侶在吃飯前時都要唱誦祈願文。感謝食物就能找出自己罹病的原因，在此介紹「食存五觀」（見下頁圖），在吃飯前一面唱誦，一面檢視自己的內心，對食物心存感謝。

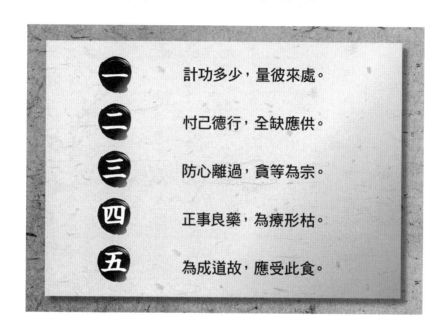

食存五觀

一 計功多少，量彼來處。

二 忖己德行，全缺應供。

三 防心離過，貪等為宗。

四 正事良藥，為療形枯。

五 為成道故，應受此食。

【解釋】

❶ 食物是自然的恩惠，體會一粥一飯得來不易。

❷ 反省自己的人格與所作所為是否有資格承受這些飲食。

❸ 不要心存貪、瞋，了解因果道理，不要有愚痴的心，也不要對飲食有特殊好惡。

❹ 飲食是在防止飢餓、口渴，避免肉體枯死的良藥。

❺ 一切所食皆為資身修道之用。

Lesson 18

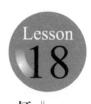

「熱療法」提高體溫，擊退癌細胞

打造溫熱環境，促進體內血液循環，跟癌症說拜拜！

「癌症」是自律神經失調所引起的疾病，並非不治之症。概略分成兩種，分別由「交感神經占優勢」及「副交感神經占優勢」所引起。副交感神經占優勢所引發的癌症，淋巴球比例偏高，治癒速度也較快。

一般而言，癌症有三大療法，分別是切除腫瘤的外科療法、照射放射線的放射線療法，以及使用抗癌劑的化學療法。這三種療法都會減少淋巴球，降低免疫力與體溫。接受治療前，患者體內的淋巴液約有30％，接受三大治療後，體內淋巴液通常只剩20％左右。進行速度較快的硬型癌症就是典型代表，使用抗癌劑治療，會縮短病患餘命。三大療法不只會攻擊癌細胞，還會降低與癌症對抗的正常細胞免疫力，最後導致癌症復發。

癌症最喜歡冰冷的環境，35度正是最利癌細胞增生的溫度，當體溫超過39.9度，癌細胞就會死亡。利用這個特性，我創造出有效抗癌的「高溫熱療」。

排出體內有害物質，癌症自然消失

女性的胸部最容易冰冷，一旦溫度過低，血液循環變差，就容易引發乳癌。這是最常見的乳癌成因，因此女性務必要隨時做好保暖工作，從內部溫暖身體。此外，子宮肌瘤也能利用自律神經免疫療法治癒。在中醫觀念裡，子宮肌瘤是子宮組織裡微血管的淤血，改善淤血就能阻止肌瘤生長。前列腺癌也是同樣的道理，只要促進血液循環，將有害物質排出體外，就能打散淤積，趕走病源。最重要的是，治療時絕不能降低免疫力。

曾有一位末期胰臟癌患者，胰臟與肝臟上有許多癌細胞，醫生宣告他只剩4個月的壽命，就算接受抗癌劑治療，最多也只能延長一年的壽命。他拒絕抗癌劑治療，接受自律神經免疫療法後，不僅努力提高自癒力，更利用飲食療法調養身體。經過不斷的努力，他的腫瘤標記數值已降為零。

每個人的生命都有走到盡頭的一天，即使罹癌也要與癌症共存，健康快樂地活下去。不為疾病所苦，迎接生命的自然凋零，是最幸福的一件事。

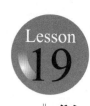

Lesson 19 併用按摩與針灸療法，效果加乘

「針灸」溫熱體內深處；「經絡按摩」有效代謝毒素

我為患者做磁氣針治療時，會同時併用按摩或針灸，由於磁氣針屬於較強烈的治療法，治療後加以按摩或針灸能放鬆患者身心的緊繃感。

針灸用針與注射針不同，尖端呈略帶圓弧的流線型，我會選用不傷害血管組織，也不會感到疼痛的針。針刺得較淺時，可以舒緩氣血能量的阻塞與停滯，促進循環，緩和症狀並恢復身體機能。

「針灸」可以舒緩交感神經的緊張狀態，「針」對副交感神經占優勢所引起的不適亦能發揮效果，更能從皮膚表面慢慢地溫暖深處，溶解乳酸與老廢物質，促進代謝。「灸」能改善女性下腹部的冰冷與腳踝浮腫，促進下半身的血液循環，對各種婦科疾病亦能有效改善。

「經絡按摩」活化新陳代謝，「按摩油」更能溶出體內毒素

此外，我非常推薦針對「穴道」與「經絡」進行的「經絡按摩」，可促進血液與淋巴液的循環，活化新陳代謝，舒緩關節攣縮、沾黏等問題。更能控制內臟機能，讓神經與循環功能發揮相乘作用，使副交感神經正常活動。

有些患者光是刺激肌膚表面就會產生不適，伴隨無力感或頭痛，皮膚還會發熱、紅腫、發炎。這些症狀是停滯的循環無法順利流動、僵硬淤積所造成的現象。按摩小腿可以促進排出下半身的老廢物質，腿部肌肉衰弱的人，血液循環容易停滯，造成腿部浮腫，淋巴液循環不良。只要按摩小腿肚上的重點穴道，不僅能促進全身的血液循環，亦可改善自律神經疾病，發揮瘦身效果。

選擇適合個人體質的按摩油，也能進一步提升效果。杏仁油與荷荷芭油可有效呵護肌膚；白芝麻油、荏胡麻油、亞麻仁油與蓖麻油，對排出體內老廢物質效果卓著。白芝麻油具有溫暖腸胃的出色功效；蓖麻油可幫助溶出體內毒素，可依個人體質選擇適合的按摩油。

針

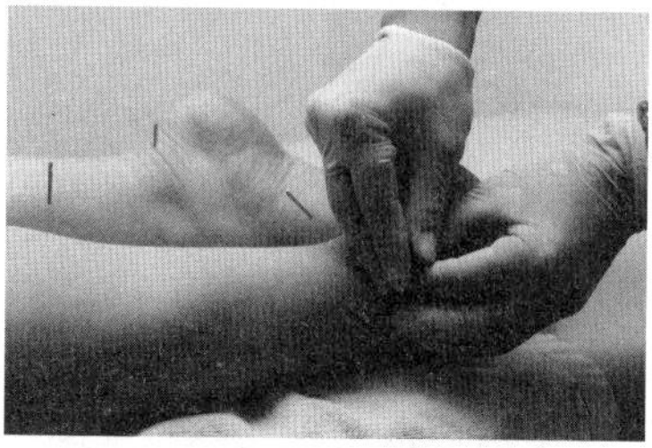

「針」能促進手腳末梢的氣血循環，有效消除浮腫。

灸

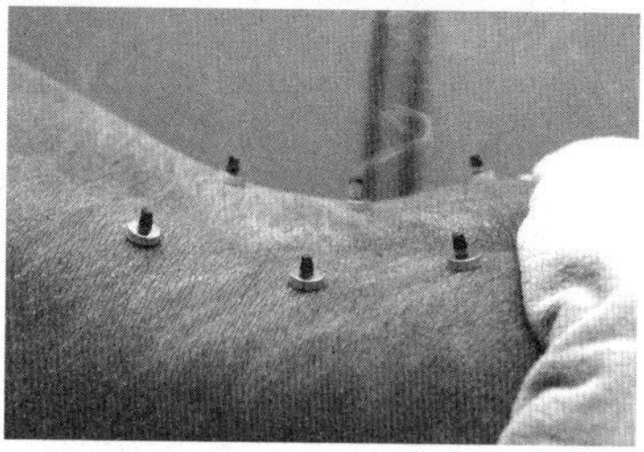

在做完磁氣治療後進行灸療，能提升代謝，具有良好的排毒效果。

按摩石

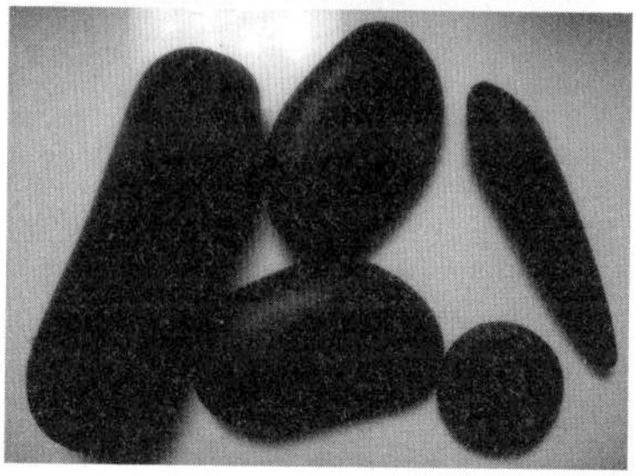

請選擇能將熱氣導入身體內部，溫暖體內深處的天然石，例如溫泉石及玄武石。

按摩滾輪

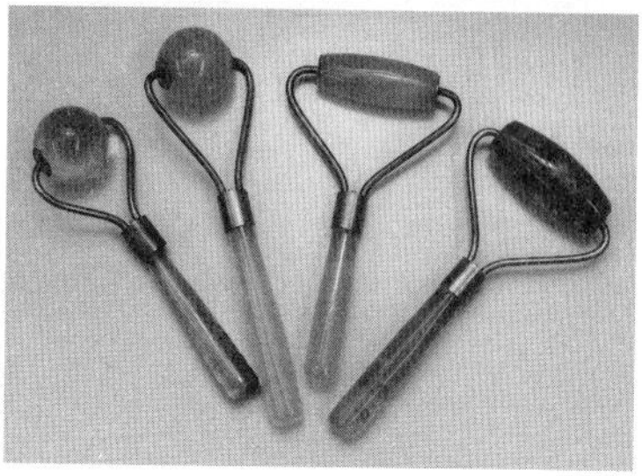

使用天然礦石製成的按摩滾輪可以提高療效，石頭釋放出的周波數有助於提升效果。

按摩油

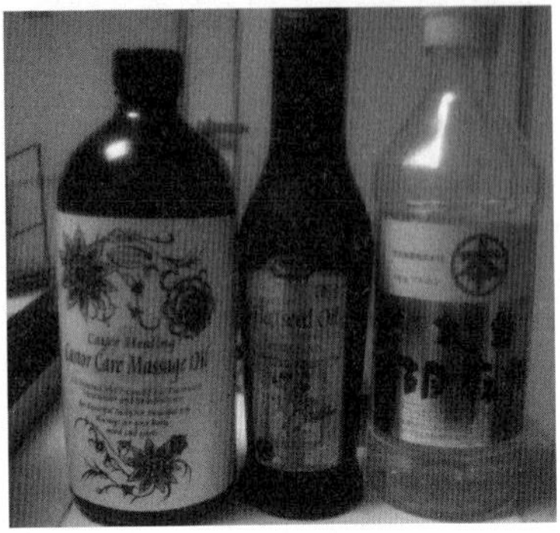

建議選擇植物精油，由果實與種子萃取出的精油適合稀釋使用，能迅速將有效成分滲透至肌膚深處。蓖麻油是自古以來阿育吠陀常用的油品，可以排出水分與老廢物質，但排毒效果較強，虛性體質的人最好針對重點部位適度運用。亞麻仁油的Omega-3屬於無法在體內合成的不飽和脂肪，對人體大有益處。另外，在腹部塗抹白芝麻油，能立刻感受溫暖的效果。

有許多經常活動的肌肉，與身體活動相關，屬陽性

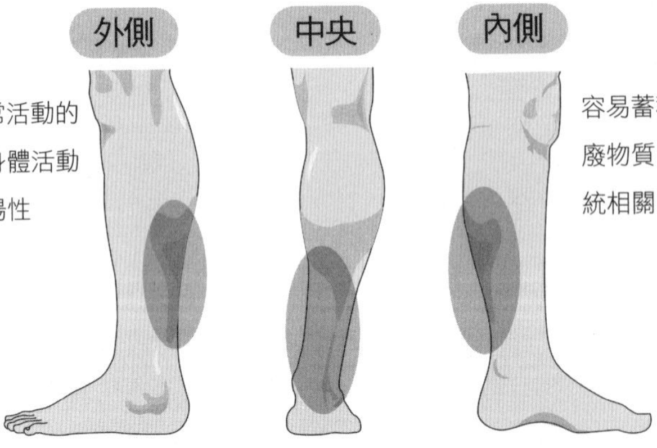

容易蓄積水分與老廢物質，與生殖系統相關，屬陰性

將小腿分成內側、中央與外側三大區塊，分別按摩刺激。由上往下以滑動按摩的方式，舒緩肌肉，排除小腿的老廢物質。

Column

3

選擇適合自己的治療方式和醫生

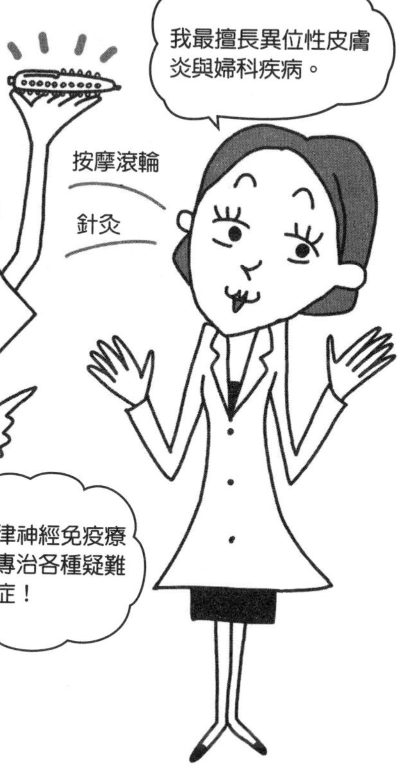

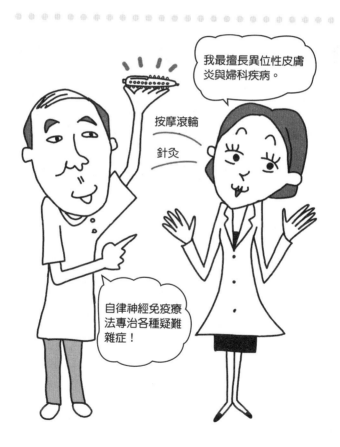

Chapter 4

提高自癒力，95%的病都會消失！

只要了解自己的身體，
穴道按摩就能助你「一臂之力」。
治療祕訣簡單又輕鬆，
不妨在家中實踐看看。

Lesson 20

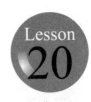

磁氣不足，疾病自然找上門

戶外走動，有助增加「體內磁氣」

利用磁氣針能更有效且安全地提高療效，剛開始施行自律神經療法時，因為使用注射針，產生出血與疼痛等諸多問題。不過，自從認識了開發「交流磁氣治療器」的Soken Medical株式會社社長石渡弘美後，我開始在治療時使用磁氣針，讓一般人在家也能輕鬆體驗治療效果。

石渡弘美的父親，磁氣針開發者石渡弘三先生，奉獻一生，致力於磁氣治療器的研究開發，我十分尊敬他。石渡先生原是與醫療領域完全無關的電子技術人員，他的長男在出生37天後腦出血，之後又引發癲癇，因為長期服藥，濕疹、化膿、齒槽膿漏、食慾不振等副作用更接踵而來，為了救長子脫離疾病的痛苦，他開始研究起交流磁氣治療器。

「交流磁氣」是指家用插座的交流電所產生的電磁場，又稱「交流磁場」或「變動磁場」。交流電每分鐘會改變電流方向50～60次，交流磁氣的N極與S極也隨著每分鐘交替50～60次，這與磁極不變的永久磁石截然不同。此外，相較於永久磁石，**交流磁氣的磁場範圍較廣，能有效將磁氣傳達至體內深處，促進全身的血液循環，消除硬塊**。永久磁石由於磁極不會產生變化，對身體的作用會隨著時間越來越小；反觀交流磁氣不斷變換磁極，因而能永久發揮作用。

磁氣治療改變體內磁場，發揮無形功效

交流磁氣治療器的磁力作用範圍廣，能滲透體內深處，促進血液循環，舒緩僵硬。當全身血液循環暢通無阻時，自然能提高免疫力與自癒力。併用自律神經免疫療法與交流磁氣治療器，能在長期服用類固醇的異位性皮膚炎、尋常性乾癬與掌蹠膿疱症患者身上看到顯著的效果。雖然病例較少，但併用療法確實有效。此外，交

流磁氣能對循環器官發揮提高體溫、降低血壓、減少脈搏等效用，也有助於減輕氧化壓力。

確立磁氣療法的中川恭一博士發現磁氣療法與疾病的關係，他認為現代疾病的主因在於「磁氣不足」。地球是一個帶有磁力的巨型磁石，所有生命體皆受地磁影響，當人類生活在鋼筋水泥的公寓大樓中，或坐在鐵製交通工具裡，磁氣自然容易被阻絕在外。說穿了，人類從太古時期就生活在磁場中，當地球磁場減少時，人類的身體健康就會受到影響。

磁氣的作用是在體內形成磁場，產生微弱電流。促進血液離子化與血液循環，直接作用於自律神經，調節平衡狀態。雖然治療器尚有未釐清之處，但針對不明原因的頭痛與身體不適，確實有改善症狀的效果。磁氣針有效調節自律神經失衡，讓我的自律神經免疫療法有了長足的進步。

（編按：文中提及的磁氣針含有永久交流電，能做為按摩的輔助利器，然而台灣市面上並未販售，建議讀者多至戶外走動，增加體內的天然磁氣，亦有顯著的效果。）

Lesson 21

體內循環像河流一樣，淤塞就會生病

刺激穴道，排出有害物質，就能喚醒健康的體質

許多人從全國各地到東京，參加我們舉辦的學習會，希望能學習自律神經免疫療法，也希望我們能針對病情，說明該如何刺激哪些部位，才能獲得改善。由於一般民眾並非專業人士，我雖無法傳授專業的治療法，但可以介紹一些能促進血液循環、排出體內老廢物質，適合在家實行的簡單方法。

自律神經免疫療法可以給予身體強烈的刺激，不僅能調節失衡的自律神經，更能促進排毒，提高人體與生俱來的自癒力，喚醒原有的健康體質。除了運用雙手外，也能利用石頭、金屬、按摩滾輪等道具刺激身體，但我私心推薦磁氣針。當人體接觸磁氣時，血管會擴張，進而促進血液循環。使用磁氣針時無須用力按壓，只要輕觸皮膚表面就能產生痛感，治療後由皮膚體溫進行觀察，會發現手腳很快地溫

暖了起來。

我的治療雖然會強烈刺激患部，但患者在治療後幾乎沒有不適反應，這就是磁氣所展現的效果。以其他器具施以同樣刺激時，患者常常出現不適反應，就是最好的佐證。

了解身體狀況，方能「對症下手」

在不明就理的狀況下胡亂使用磁氣針，容易適得其反。**治療前應先了解自己身體哪個部位較僵硬，掌握自身的治療重點，按壓時會隱隱作痛的穴道便是正確的治療點，適度刺激治療點，排出有害物質，才能有效地展現成果。**

體內循環像河流一樣，要隨時保持流動狀態。如果出現停滯現象，老廢物質也就容易蓄積體內，進而形成硬塊，阻礙體液循環，引發各種疾病。不妨隨時觸摸自己的身體，了解身體需要並不斷嘗試，找出適合自己的改善方法。只要勤加練習，自然能找到氣滯血淤之處，也能確實舒緩患部。

一般民眾在家實行時，請從頭部往腿部進行，即使是針對局部進行治療，最後也要引流至腿部。如果只治療患部，會使血液淤塞，引起不適。若只引流至腰部，恐引起腰痛，甚至導致無法行走，務必嚴加注意。此外，倘若時間不允許，不妨在肢體末梢施予刺激，對促進血液循環有相當好的效果。

但我建議治療頻率不要太高，過度的治療與保養反而易降低保健效果，適時適度即可。**自律神經免疫療法是人人都可輕鬆實行的健康療法，無論是健康人士或是疾病患者，不論何種體質，促進血液循環都能維持並改善健康。**

Lesson 22

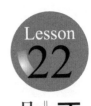

不穿太緊的鞋子，避免壓迫腳部

足部長繭、雞眼易蓄積毒素，使血流不順

身體轉角處的血流容易停滯，因此頸部、肩膀、手臂根部、手肘、手腕、手指、足根、膝蓋與腳踝等關節處，很容易蓄積毒素，亦是自律神經免疫療法的重點部位。色素沉澱代表毒素蓄積，只要觀察膚色就能一目了然，關節處的膚色通常都偏黑暗沉。

嬰兒出生時通常只有蒙古斑或與生俱來的青斑，隨著年齡增長，才會慢慢長出斑點、痣甚至是疣。當肌膚受到日曬或青春痘等發炎症狀的刺激，細胞便會生成黑色素，形成色斑，這就是斑點與痣的由來。而當肢體末梢出現血流障礙，體內病毒活躍，生成的老舊廢物殘留於組織中，就會形成疣。**因此，身上若出現斑點、痣或疣，就表示這些地方的血液循環不佳。**

此外，足部長繭、雞眼與拇趾外翻等也是血流障礙的象徵。當皮膚受到摩擦或壓迫，會產生大量的角蛋白，形成大面積的繭，往外增厚皮膚並產生熱感；如果是小範圍的集中刺激，肌膚便會長雞眼，頂端呈楔型往內嵌入真皮並產生痛感。當皮膚在短時間內受到過度壓力，來不及製造角蛋白，身體便會生成黑色素保護受壓迫的局部，是而形成水泡，這就是腳趾關節形成水泡時，周圍膚色暗沉的原因。

拇趾外翻的成因則是穿著不合腳的鞋子、襪子或褲襪，導致腳趾受到壓迫；足球、劍道、馬拉松等運動對趾根負擔甚鉅，再加上腳掌接觸地面時的衝擊力與扭曲力，使得拇趾趾跟的滑膜囊發炎腫痛。

小毛病常是罹病的預兆，不可輕忽

解決足部症狀的根本之道就是刺激腳底，依據人體構造，赤腳行走於大自然的土石地面，雙腳才能充分發揮功能。刺激腳底不只能伸展不常使用的肌肉群與韌帶，還能提升血液循環與組織代謝。中醫認為治療的重點之處包括縱向流經全身的14條經絡上的經穴，以及從頭到腳遍布全身的365個穴道，但依據我個人經驗，針灸治療的穴道與中醫認為的穴道並不完全一致，因此我們應該拋棄固有的穴位概念，從仔細觀察、充分了解自己的身體做起。

我在罹病前，身體就已出現血流停滯的預兆，當時我還在新瀉的縣立醫院擔任副院長，為推廣不用藥物的治療方式，在醫院裡引起了不小的爭議。那時我因為壓力的關係，背部長滿斑點，最後甚至引發腦梗塞。**透過這些經驗，我相信生病之前必定會出現預兆，這是身體給我們的警訊，萬萬不可輕忽。在尚未罹病時即時治療，才能創造健康身體。**

Lesson 23

按壓穴道會痛，表示「老廢物質」堆積

從頭到腳刺激身體，提升免疫力

「穴道按壓」基本上從頭部開始施行，沿著頭部、頸部、肩膀、手臂、背部、腰部與腿部，向下引流，若遇到嚴重硬塊，可針對局部加倍刺激。按壓肌膚時不可能每一處都感到疼痛，按壓時會痛的部位就是老廢物質的蓄積處，創造老廢物質的流經通路，將蓄積於體內的毒素往下引流，排出體外。

某種程度上，穴道按摩是一種意外療法。治療時身體因為感應到平時沒有的變化，免疫機能會用盡方法恢復正常狀態，因此如果將治療變成日常習慣，身體便容易產生惰性，導致成效不彰。認真的人容易過度保健、治療，反而因此削弱自己的抵抗力，得不償失。毫無章法地胡亂刺激，更會讓身體失去正確的感覺。因此，只**要平時好好活動身體、鍛鍊肌肉，偶爾在感到疲勞時按壓穴道，配合每天的身體狀**

態，施予適當的刺激，為身體增添起伏變化，就能得到最好的療效。

當以相同力道刺激時，白血球嚴重失衡的人越容易感到強烈疼痛，有害物質蓄積越多的部位越痛。有時以相同力道刺激手腳，卻沒有任何感覺，只有頭部感到異常疼痛，這就代表身體正在發出警訊，告訴你什麼地方有問題。

我曾觸摸一名乾眼症患者的髮旋，發現他的眼周及頭頂處的脈絡上有隆起處，我刺激該部位，他的乾眼症便立刻獲得改善。眼睛也是血流的一環，並不是獨立於身體的器官，這個案例讓我深刻體會促進血液循環的重要性。

這些案例皆證明自律神經免疫療法確實能改善疾病，達到節省醫藥費用的目標，也為我們堅信的主張做了最好的證明。我對這樣的結果深感欣慰，因為這才是真正的「環保醫療」。

按壓全身穴道，排出體內毒素

先從髮旋開始，接著刺激上半身，並往手指與腳趾方向排出毒素。進行頭部穴道按壓時千萬不要勉強自己，適度舒緩頸部與肩膀僵硬，由上往下順暢運行至腳部，將老廢物質排泄出去。

另外，不用勉強刺激整個背部，只要盡力而為即可，如果無法刺激背部，只要確實刺激腰部、仙骨與下半身，還是能輕鬆地將有害物質往下引流。接著按壓足跟、膝蓋後方、腳踝周圍與腳底穴道，排出毒素。**完成全身穴道按壓後，切記刺激手指與腳趾兩側的「井穴」，確實排出有害物質。**

針對不同部位，施予穴道按壓

以下依照全身部位，由頭至腳分11個部位，各以圖示標示出重點穴位與經絡，讀者們可按這個順序，由上而下刺激全身。按壓時若覺得特別疼痛的部位，就是毒素堆積處，請確實按壓舒緩，將老廢物質從頭至腳，完全地代謝出去。

1 頭部

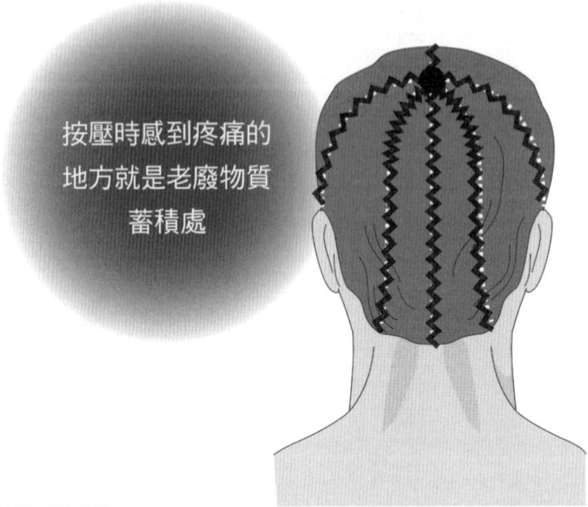

髮旋

髮旋位於頭頂的凹陷處，按壓時相當柔軟，有些人會擁有兩個以上的髮旋。

- 想像從髮旋呈放射狀的線條。
- 在線上橫向移動，推開硬塊及僵硬的部位。

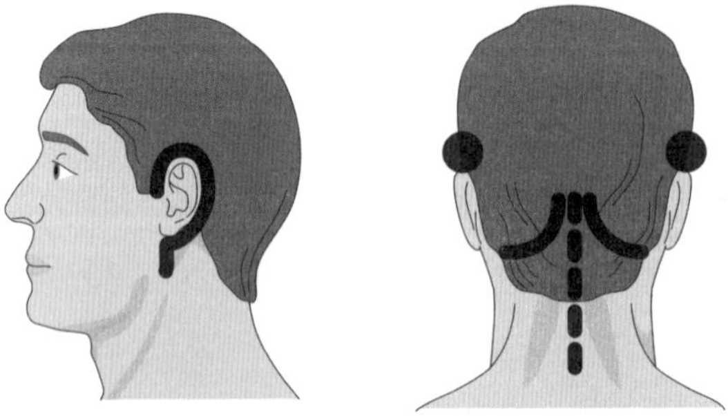

- 用指頭按壓，舒緩太陽穴、耳朵上方及後腦勺的僵硬部位

簡易的髮旋穴道刺激

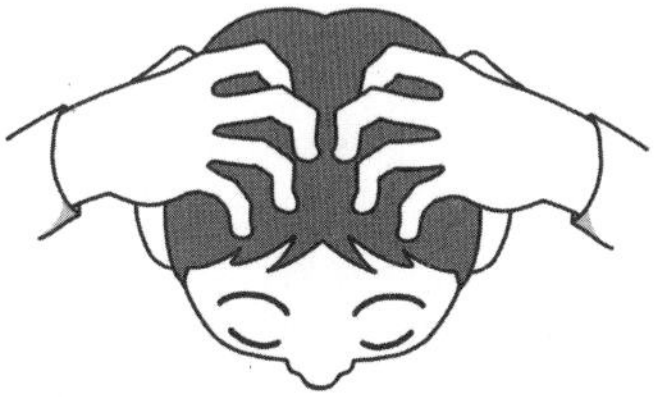

彎曲手指關節，雙手放在頭部穴道上，以按壓的感覺適度按摩即可。

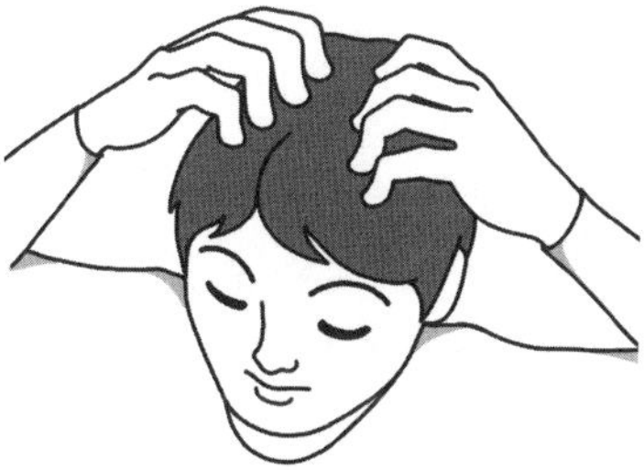

- 擺出正確姿勢的最簡單方法就是先將雙手長開，再像握球般 彎曲手指關節。
- 以指腹從髮旋開始依序往頭部下方按壓。

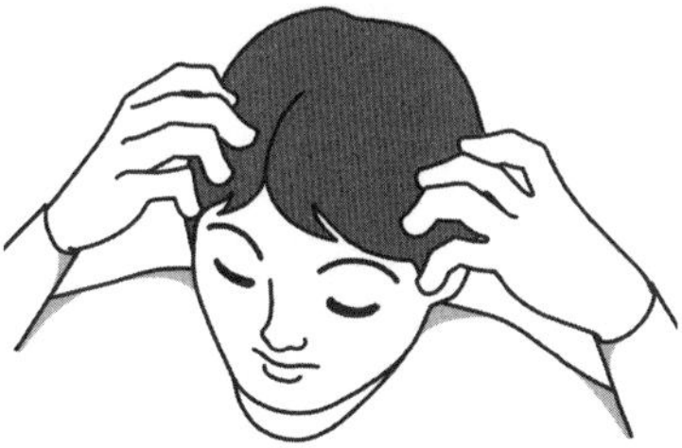

- 健康的基本要素是「頭寒足熱」，許多現代人往往卻是「頭熱足寒」。為了避免熱氣上頭，應由上往下按摩。
- 按壓時覺得僵硬的地方就是老廢物質蓄積處，請務必確實舒緩、推開有害物質，往頸部引流。剛開始感到疼痛的地方，只要消除老廢物質後，疼痛感就會漸漸減輕。

2
頸部

頸部的三處重點線

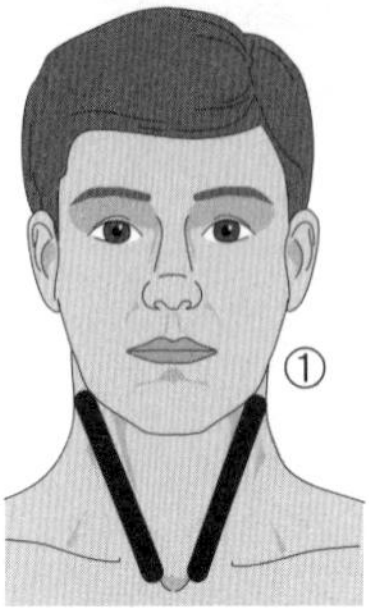

1 針對頸部前方，輕輕刺激胸鎖乳突肌，骨頭兩側若有疼痛處也要確實舒緩。大部分人在按壓時都會感到疼痛，因此請務必仔細檢查周邊部位，往下引流。

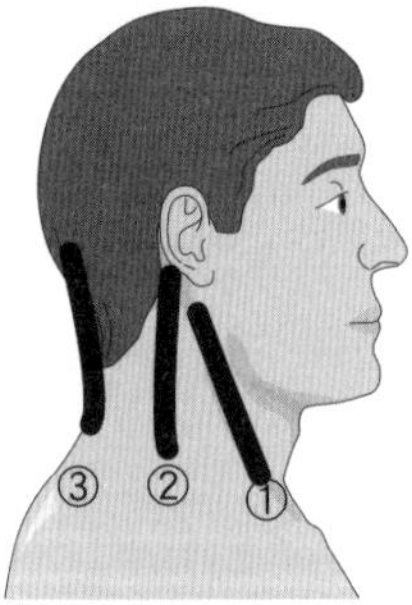

2 按摩耳朵下方至頸根部的線條，尤其要注意耳朵下方的凹陷處。

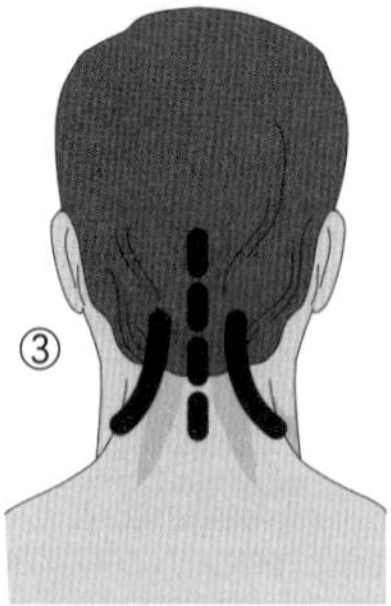

3 後腦勺的部分要輕輕按摩中央的凹陷處，以及側邊及較僵硬的部位。按摩後腦勺骨頭下方至頸根部的線條時要橫向移動。

3 手臂

- 想像衣服的縫線。
- 手臂的內外側、手肘內側、腋下等都是老廢物質容易蓄積的地方。
- 當毒素蓄積於胸部等身體的上半身時，會在手臂引發症狀。

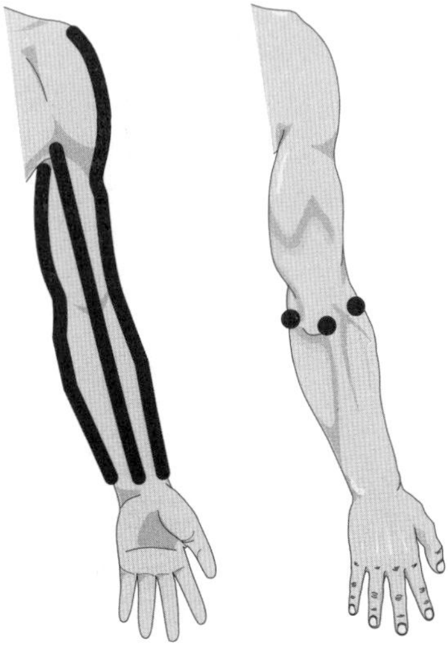

4 手指

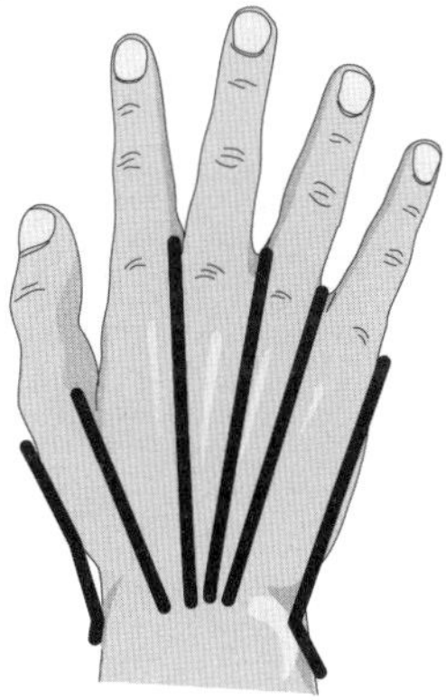

- 手腕處容易蓄積老廢物質。由手腕周邊往指骨之間滑動按摩，舒緩兩指間隙。

5

前胸

腋下

腋下對女性而言是相當重要的部位，也容易蓄積老廢物質，因此務必要確實舒緩腋下穴道，促進血液循環。充分按摩腋下、肋骨間隙與位於肺部的肌膚，就能避免罹患乳癌。

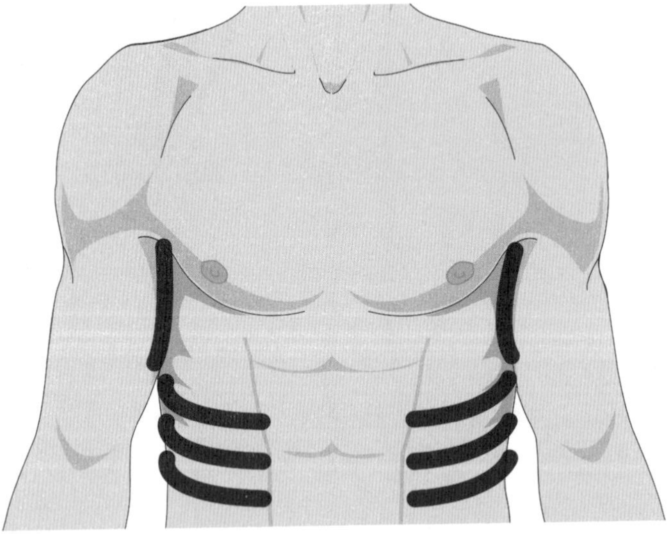

6 背部

脊椎兩側

- 將背部分成四等分。
- 舒緩脊椎兩側 1.5cm 處，從上往下滑動至腰部。
- 橫向移動容易找到僵硬局部。

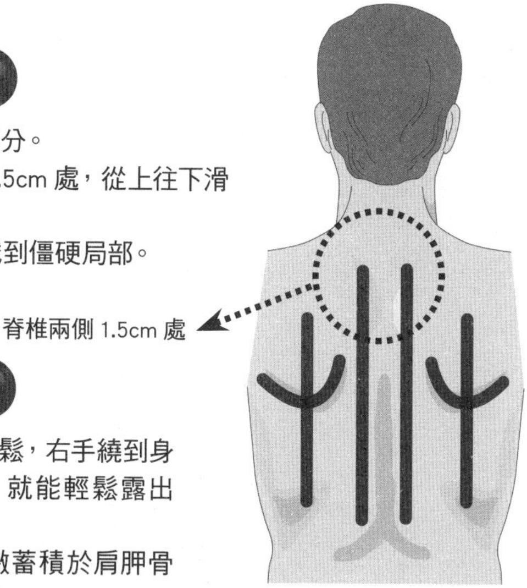

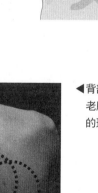

肩胛骨

- 左手自然下垂放鬆，右手繞到身前抓住左上臂，就能輕鬆露出肩胛骨內側。
- 雙人施行可刺激蓄積於肩胛骨內側的老廢物質。

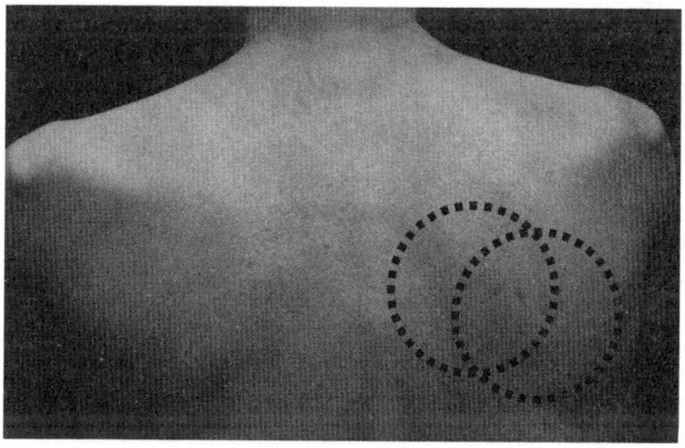

◀背部容易因蓄積老廢物質而形成的斑點

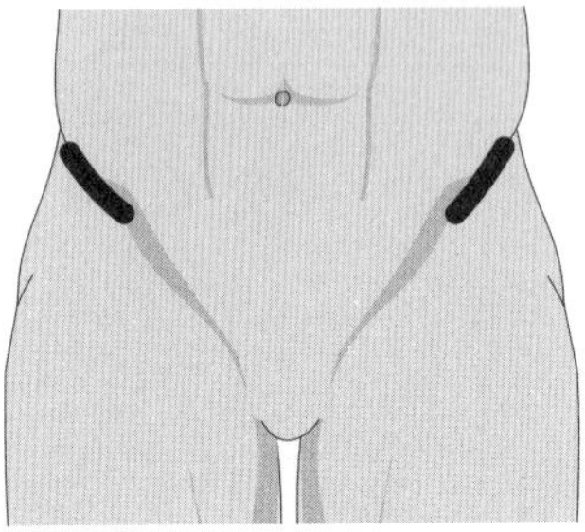

7 腰部

- 肋骨最下方的部分與腰骨周邊容易蓄積老廢物質。

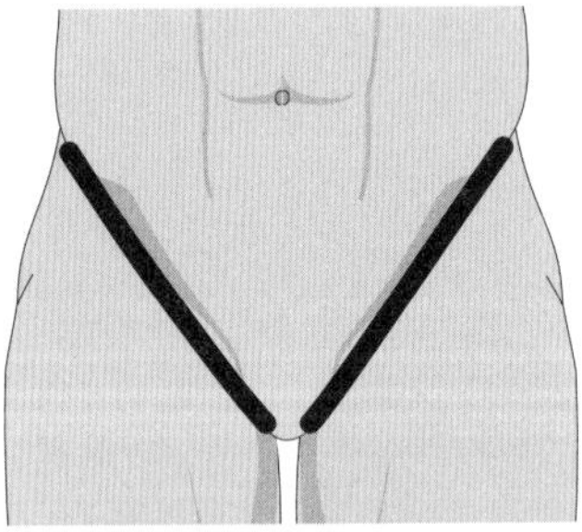

8 鼠蹊部

- 鼠蹊部的疼痛任誰都無法忍受。
- 下半身健康狀況越差，鼠蹊部的皮膚就會越黑。

❶ 腸胃狀況不佳或疼痛時，刺激胃部即可改善。
❷ 高血壓的人容易因血液逆流頭部，導致步履不穩。不要勉強由頭部開始治療，記住「頭寒足熱」的觀念，從腰部往腳部按壓穴道。

9

臀部

仙骨部位

仙骨在人體中心，是脊椎的底座，也是骨盆中心。從身體往下引流的老廢物質很容易蓄積於此。按壓仙骨周圍容易發現疼痛部位，發現後請務必確實舒緩。

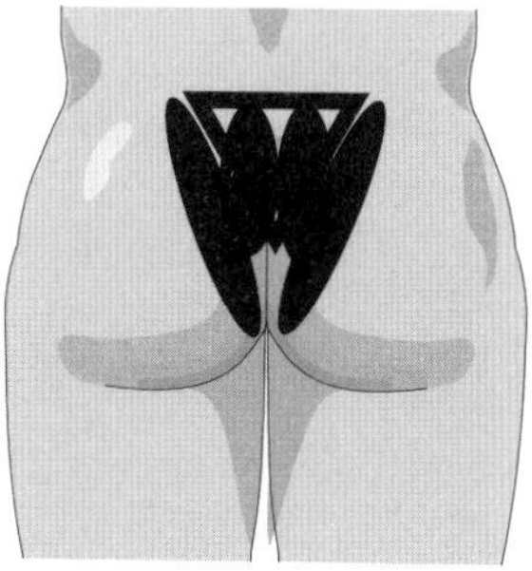

仙人穴按摩

雙手握拳，以手指的第二關節由上往下摩擦按摩。想像將肌肉從骨頭卸下來的感覺，從中心處往尾骨下方摩擦。接著往外側移動半個拳頭的位置，同樣從中心處往尾骨下方摩擦。

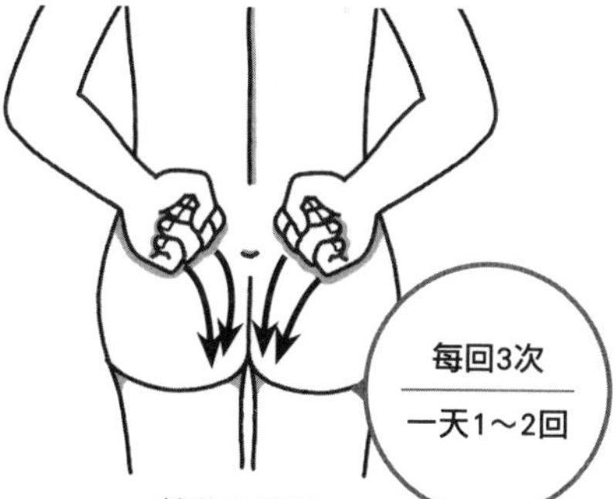

躺著也能做

10 腳部

仙人穴按摩

- 想像褲子縫線，沿著圖示線條按摩腿部，中心線也不要忽略。
- 由於膝蓋後方相當敏感，請務必輕柔按摩。
- 肌肉與肌肉間的縫隙是按摩重點。
- 有靜脈瘤的患者請勿按摩患處。由於靜脈瘤是血液停滯之處，請避開患處，刺激周圍促進血液循環。

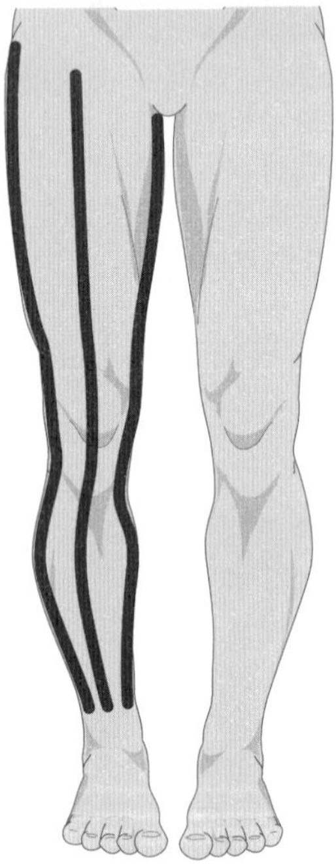

腳底

- 沿著腳掌中線按壓，刺激湧泉穴。

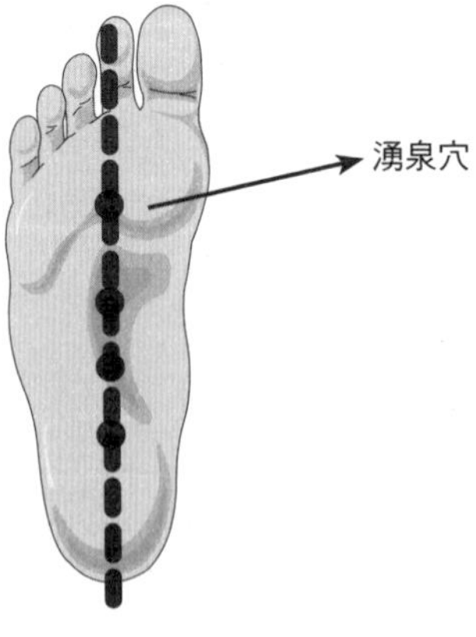

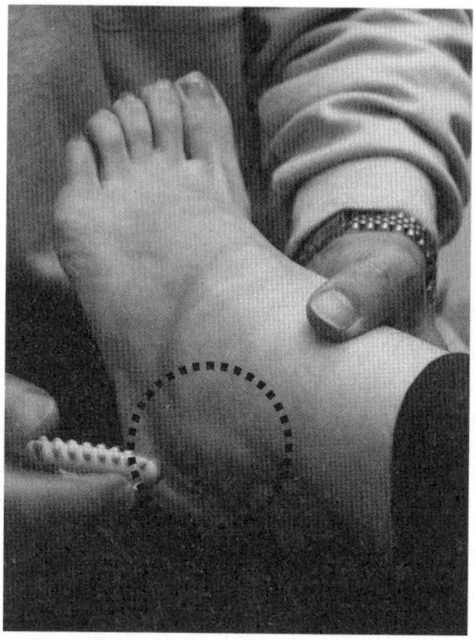

腳踝

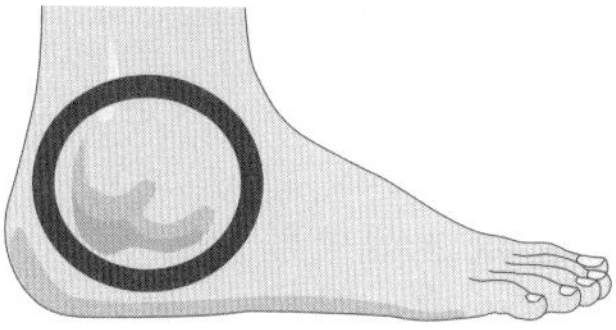

水分與老廢物質無法排出時就會造成腳踝浮腫，脫下襪子若有勒痕，即代表腳踝血液循環不良，呈現停滯狀態。請充分刺激腳踝與踝骨周邊。

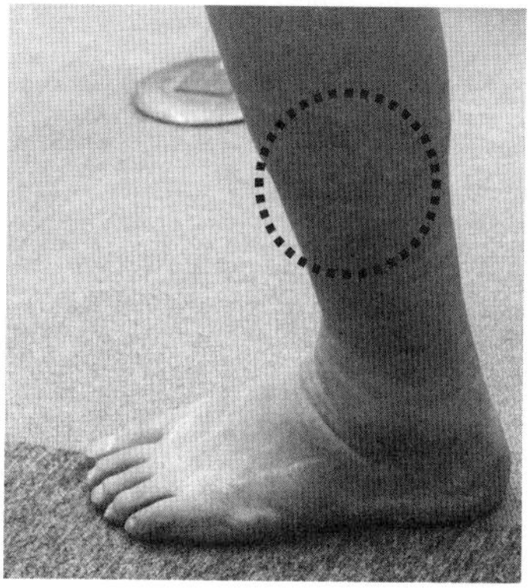

「三陰交穴」位小腿內側，腳踝骨的最高點往上三吋處。不僅與血液循環、營養及神經活動息息相關，也是最能舒緩婦科問題的重要穴道，請充分按摩。另外，請注意腳踝下方的膚色變化與腳趾甲的狀態。

11 指甲

- 刺激手指與腳趾兩側根部2mm處，找出疼痛點。
- 五根指頭都要均勻刺激。
- 下半身健康狀態不佳者，加強刺激腳趾。

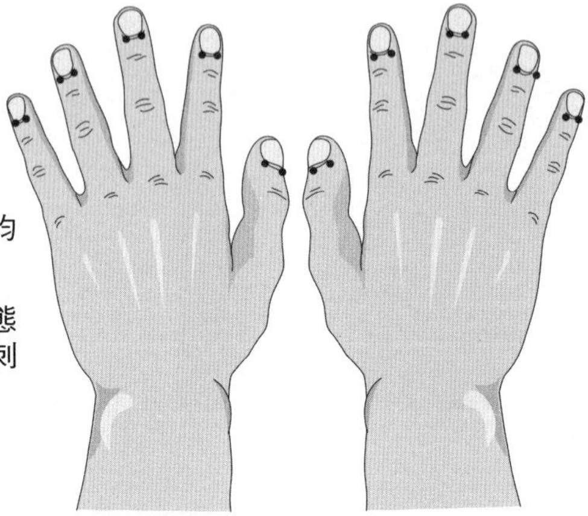

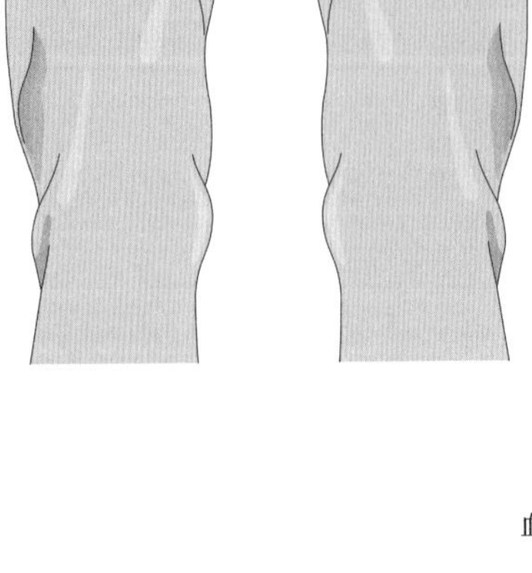

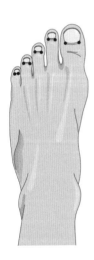

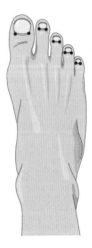

- 以會留下壓痕的力道按壓刺激。
- 雙手雙腳的所有指頭都要刺激。
- 痛風發作時也能刺激，讓你活動自如。

掌握3要點，排毒很簡單

按摩

過於疼痛容易造成身體壓力，施力得當，有「舒適的疼痛感」即可。

泡澡

泡澡是最好的方法。實踐自律神經免疫療法後，應該好好泡個熱水澡，促進排出老廢物質。

感受身體變化

不要每天施行治療，一星期2-3天即可。深入探索並了解自己的身體，享受變化、樂於實踐。

Column

4

治療的關鍵在於敏銳度！

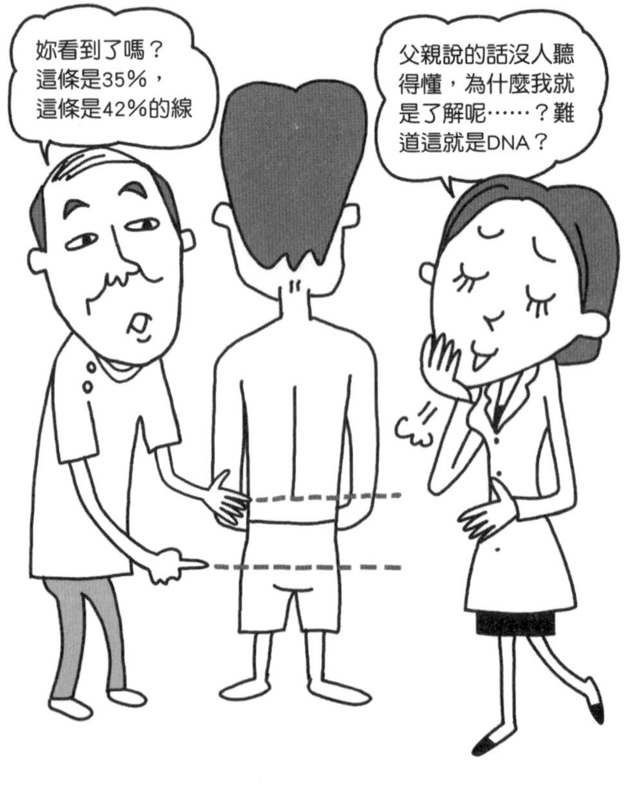

Chapter

5

最簡單的「大自然生機飲食法」，在快樂中把病醫好

大自然生機飲食法不需過度拘泥，
只要能做到7～8成，
剩下的2～3成抱持遊戲的心情，
就能輕鬆享受健康的飲食生活。

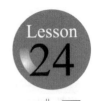

Lesson 24 只吃當季的新鮮食物

「飲食」才是改變身體的關鍵，每個人適合的食材都不同

以前的我不只愛吃，也相當熱衷減肥。為了了解真正的「飲食」，我前往美國麻州波斯頓留學。

「大自然生機飲食法」的英文名稱是macrobiotics，是由「macro=大的、長的」、「bio=生命」與「tic=學、術」等意義組合而成的詞彙，是一種可以延年益壽的理論與方法。**主張以全穀類、蔬菜與海藻等植物性食材為主的日本傳統飲食，實現與自然調和的健康生活，是相當知名的健康療法，幫助不少人恢復健康。**

大自然生機飲食法起源於日本食養醫學始祖石塚左玄所提倡的「食養道」。基本概念是「食物陰陽論」，將營養素「鈉」與「鉀」視為陰陽協調，注重兩者的平衡。後來櫻澤如一推廣正食運動，他的弟子久司道夫更於一九五〇年代在波士頓創立體系，在一連串的推波助瀾下，逐漸普及於全世界。

我們所有的留學生都親身體驗大自然生機飲食法，當時一位美得像模特兒、來自烏克蘭的女同學，自從開始大自然生機飲食後，整張臉竟然長滿疹子，我們都了嚇了一跳。烏克蘭的農地受到輻射污染，連帶影響到農產品品質，導致她臉上排出的毒素遲遲不退，因為擔心無法治癒，她一度心情低落，誰知一個月後，她就像換了個人似的，疹子退去，皮膚白皙細緻。

自從我開始大自然生機飲食後，肌膚變得柔軟，毛孔裡的黑色汙垢不見了，原本冰冷緊張的身體也回暖了，每天都睡得很好，情緒也不再焦躁。以前一直以為焦躁情緒是源自周遭環境影響，經過這次才猛然發現原因在於飲食，身體的改變讓我體會什麼是真正的飲食，也終於了解「健全的精神寓於健康的體魄」這句俗諺的道理。

以感恩的心領受食物，找回健康

大自然生機飲食法受東方思想影響，最大的原則包括「身土不二」（只吃當地種植收穫的食物），以及「一物全體」（毫不浪費地吃下整個食物）。我推薦患者採行較輕鬆的大自然生機飲食法，以輕鬆的態度看待飲食，除了嚴守7～8成大自然生機飲食外，搭配2成嗜好品作為精神上的鼓勵，效果顯著。

最重要的是吃得津津有味並心懷感謝。有些人認為只要吃維他命補充營養，就能打造健康體質，但事實上並非如此。食物也是一種生命，唯有感受食物的活力，才能補充體力。**我發現抱著感謝的心情飲食，不浪費食材，即便是一點點食物也要讓它在體內充分發揮效用，如此一來身體就會有所回報。**經常生病的人一定要改變對食物的想法，以感恩的心領受食物才能維持自己的身體健康。

什麼都能吃的「懶人飲食法」

這是一種懶人也能進行的飲食療法。我嚮往出家的空海法師，卻被朋友譏笑我是個「破戒吃葷的出家人」，所以才創造出這樣的飲食療法。出家人不應該吃動物或是帶有刺激性的食物，但我創造這個飲食療法的理念，就是希望能符合現狀，在合理範圍內實行大自然生機飲食法。

飲食比例為全穀類40～60%、蔬菜料理20%、豆製品、海藻類5%、湯品5%，戒不掉的嗜好品，最多不可超過20%。

減肥期間可以調整穀物與蔬菜的比例，多吃一點蔬菜。

食物陰陽性的特徵表

	陰	陽
飲料	冰冷、香味較強、刺激性強、味道清淡、口感清爽	溫暖、香味較少、刺激性弱、口味濃厚
砂糖	經過精製	未經精製
水果	果實較大、長在果樹上、在溫暖氣候下成長	果實較小、長在接近地面的地方、在寒冷氣候下成長
堅果類	脂肪較多	脂肪較少
種子	較大	較小
蔬菜	葉類蔬菜　圓形蔬菜	根莖類蔬菜
豆類	較大	較小
穀類	較大、較長、在溫暖氣候下成長	較小、較圓、在寒冷氣候下成長
鹽	未經精製	經過精製
魚貝類	游泳速度較慢、白肉	游泳速度較快、紅肉
肉類	脂肪較多	脂肪較少

「大自然生機飲食法」的四大原則

1 身土不二

盡量吃當地種植收穫的當季食物，也就是國內生產的食物。如果要吃加工食品，也要選擇遵循古早製法的國產品，不要吃經過採收後處理或可能受到加工汙染的進口食品。

2 一物全體

考量食物的綜合性營養，基本上蔬果不削皮，連葉片一起調理並完整攝取，「整個都吃」的方式營養最均衡。

3 陰陽調和

注重食物的陰陽調和，選擇適合自己體質的當季食材。原則上不使用砂糖與動物性食品。

4 機能合一

各種食物具備維持健康的功能都不同，應配合個人體質選擇食物。

Lesson 25

依照「體質」選擇你吃的食物，多吃糙米蔬食

利用食物的陰陽特質，調整身心平衡

追本溯源，我們每天吃的食物也可說是調理身體的「藥物」。當食物調和時，就能維持身體健康；反之，若身體狀況不佳，陰陽平衡就會失調。善用並強化食物的功效，能平衡陰陽，恢復中庸狀態。**大自然生機飲食法十分注重每項食物的陰陽平衡，運用食物所具備的陰陽能量，不只能調理身體，更能整合心靈平衡，打造健康人生。**

匯聚熱氣，避免散發的食物為陽性；釋放熱氣的食物則為陰性。陽性食物可以溫暖身體；陰性食物則會使身體發冷。**種植於土壤中的冬季作物，以及顏色較深、水分較少的食物都屬於陽性；生長速度較快、顏色鮮豔且富含水分的夏季作物則為陰性。**

屬陰性的人（例如女性）應多吃一點陽性食物，能緊閉身體，恢復活力，回到中庸的平衡狀態。切勿攝取過量的糖分，因為陰性食物會加重症狀，進一步打開身體，讓身體發冷。相反地，高血壓患者如果吃太多陽性食物，會促進血管收縮，導致病情加劇。因此，了解自己的體質相當重要，請務必掌握自己的體質與生活環境，慎選食物。

吃糙米蔬食一個月，喚醒身體本能

選擇食物的祕訣之一就是不要過量攝取與自己體質相近的食物。例如，膚色白皙、體型豐腴且手腳冰冷的人，千萬不能因為植物性蛋白質較健康就猛吃豆腐，反而會讓身體發冷，導致身體失調，在冬天時更要忌口。

最近有許多人過度偏向陰陽兩極，其中又尤以偏陰的比例居多，這一點與現代疾病現狀極為符合。交感與副交感神經的平衡如同蹺蹺板，自律神經失調就像蹺蹺板不停地上下擺動，無法維持穩定的中庸狀態。享受美食時不只要穩住中庸狀態，為了避免累積壓力，偶爾吃點位於兩極的食物也並無不可，不過切記還是要回歸中庸。食物的陰陽失衡會導致自律神經失調，引發疾病，唯有維持中庸的飲食才能打造健壯的身體。

想要正確實行飲食療法，了解自己的體質與狀態是重要的關鍵，首先要喚醒自己的本能，徹底食用糙米蔬食一個月，就能喚醒天生的五感與本能。如此一來就能準確區分出對身體有益及會讓身體不適的食物，對環境變化與身體狀況也會更加敏感，自然能輕鬆找到解決之道，以適合的食物調整身體狀況。

各類食物陰陽性

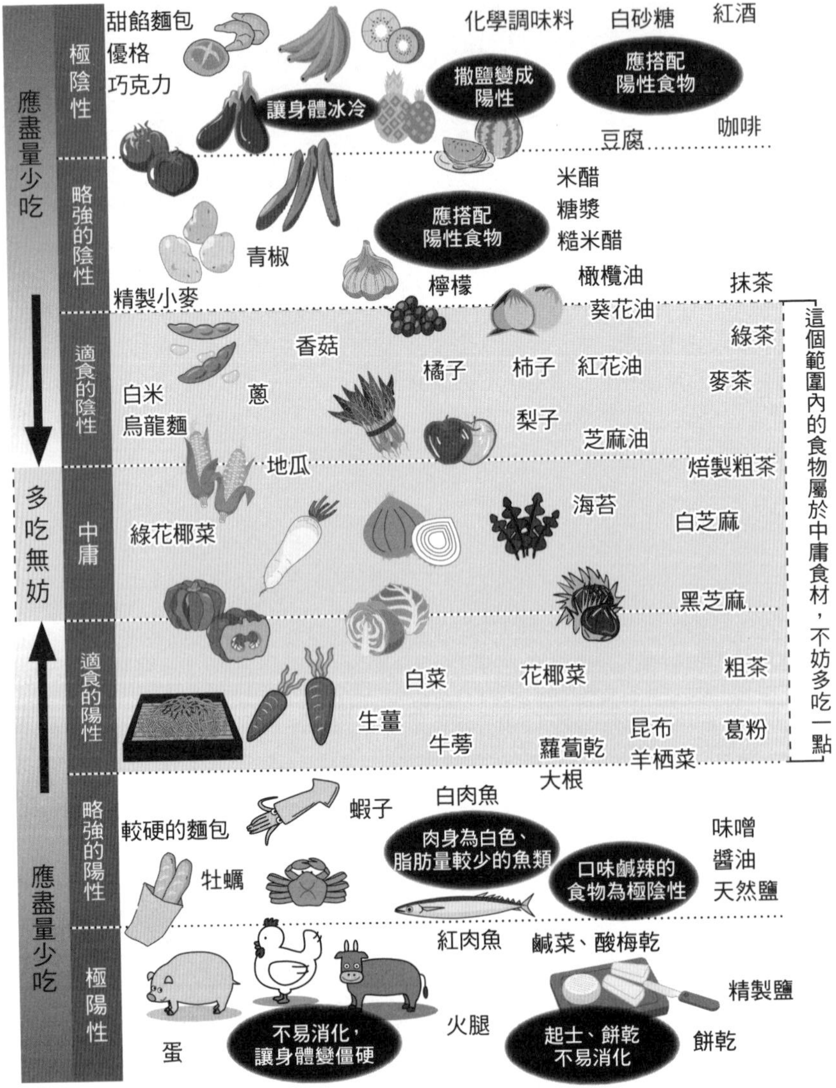
應盡量少吃
多吃無妨
應盡量少吃
極陰性
略強的陰性
適食的陰性
中庸
適食的陽性
略強的陽性
極陽性
甜餡麵包
優格
巧克力
化學調味料
白砂糖
紅酒
讓身體冰冷
撒鹽變成陽性
應搭配陽性食物
豆腐
咖啡
米醋
糖漿
糙米醋
應搭配陽性食物
青椒
檸檬
橄欖油
抹茶
精製小麥
葵花油
香菇
橘子
柿子
紅花油
綠茶
麥茶
白米
蔥
烏龍麵
梨子
芝麻油
地瓜
焙製粗茶
海苔
白芝麻
綠花椰菜
黑芝麻
這個範圍內的食物屬於中庸食材，不妨多吃一點
白菜
花椰菜
粗茶
生薑
牛蒡
蘿蔔乾
昆布
羊栖菜
葛粉
大根
蝦子
白肉魚
較硬的麵包
肉身為白色、脂肪量較少的魚類
味噌
醬油
天然鹽
牡蠣
口味鹹辣的食物為極陰性
紅肉魚
鹹菜、酸梅乾
精製鹽
火腿
蛋
不易消化，讓身體變僵硬
起士、餅乾不易消化
餅乾

植物的陰陽特徵

	陰	陽
生長環境	溫暖、熱帶	寒冷、寒帶
季節	春夏兩季急速生長	秋冬兩季急速生長
土壤	濕潤	乾燥
生長方向	朝地表上方垂直生長； 或是朝地表下方水平生長	朝地表下方垂直生長； 或是朝地表上方水平生長
大小	較大且呈擴散狀	較小且呈收縮狀
高度	高	低
觸感	柔軟	堅硬
水分	水分較多	水分較少
顏色	紫色 藍色 綠色 黃色 褐色 橙色 紅色	
香味	強烈	微弱
味道	辣 酸 甜 鹹 苦	
化學成分	鉀含量較多	鈉含量較多
營養素	脂肪 蛋白質	碳水化合物 礦物質
烹調時間	較短	較長

陰性食材

生長於土壤上的植物，如葉菜類。在炎熱夏天採收的蔬菜具有自然冷卻身體的功能，水分較多，觸感柔軟且容易腐敗。當體質較熱時可降低溫度，讓人感到清爽、舒適。顏色較為明亮、新鮮。雖然大部分陰性食材都很好消化，但過度攝取會讓身體發冷。

陽性食材

主要生長於土壤下的植物，例如馬鈴薯或牛蒡等根莖類蔬菜。多季蔬菜多為陽性食物，水分較少且不易腐爛，口感較硬，需要仔細咀嚼。具有溫暖身體的作用，顏色大多偏暗。

Lesson 26

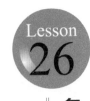

多吃糙米，提高免疫力

「中性食物」要常吃，打造不生病體質

自律神經因交感與副交感神經的交互主導，變化相當大，為了避免引發疾病，選擇「中性食物」便成為十分重要的關鍵。**「中性食物」兼具陰性與陽性食材的特性，能維持陰陽平衡**。大自然生機飲食法主張攝取兼具陰陽兩種特質的食物，讓原本極陰或極陽的體質慢慢回歸中性，不僅維持全身的中庸狀態，也有助於降低自律神經的變化幅度。

「糙米」就是代表性食物。稻米採收後碾除外殼，保留胚芽與米糠的就是糙米，營養比例完整，可說是最棒的「一物全體」食材。**糙米可以充分溫暖身體，是中性食物之王，而且只要浸泡就會發芽，生命力十足，養成以糙米為主食的習慣，就能將糙米的能量轉化成自己的生命力**。

將糙米浸泡一晚，隔天早上就能煮出鬆軟好吃的糙米飯，搭配紅豆、栗子、雜糧、黑米或紅米，更能享受不同美味與嚼勁的營養米飯。另外，化學肥料或農藥會破壞糙米本身的陰陽平衡，毒性物質更會蓄積在胚芽與米糠中，所以最好選用有機或無農藥栽培等可安心食用的糙米。市面上雖然也有全麥麵粉製成的麵包，但麵粉已經過碾粉處理，與未經研磨的糙米不同，全麥麵包早已氧化、喪失生命力了。

奇妙的是，若以「白米飯」為主食會攝取過量糖分，破壞陰陽平衡，會讓人想吃肉；以「糙米」為主食則會失去吃肉的慾望，相當不可思議。

多喝「味噌湯」，促進「陰陽平衡」

將主食換成糙米後，其他的食材就顯得簡單多了。只要善用味噌湯，就無需擔心食材的選擇。**將洋蔥、高麗菜、紅蘿蔔與南瓜等4種基本材料切丁，燉煮20分鐘，就是預防糖尿病、控制血糖的魔法湯品。**也可以加入當季蔬菜，煮成味噌湯，好消化又兼具營養價值。

日本為農耕民族，以穀物為中心，搭配芋薯、豆類、根莖類蔬菜、海藻以及當季水果等食材進行調理。由於攝取食物纖維的關係，自然養成健康強壯的體質。**農耕習慣也深刻融入內臟器官之中，日本人的腸道比歐美人士長，攝取肉類無法迅速消化，當腸內環境惡化時，不只免疫力下降，甚至還會引發肌膚問題。**多攝取在體內不易氧化、腐敗的植物性食材，才能避免這些問題。值得注意的是，**水果與未經烹調的蔬菜基本上會讓身體冷卻，應盡量在身體發熱或吃太多時，以「中和劑」的概念少量攝取。**

治百病的「蔬菜味噌湯」

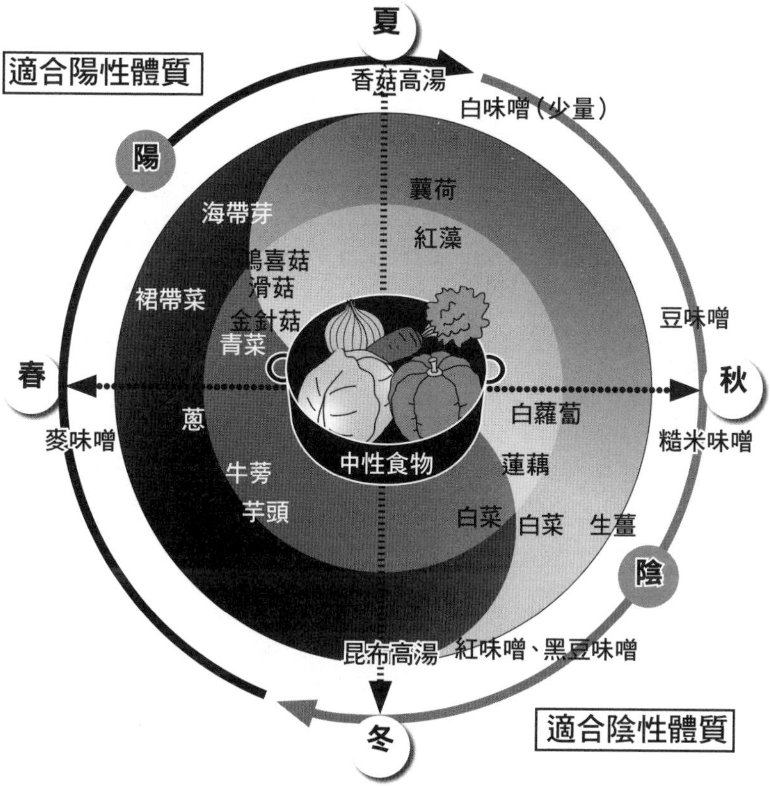

作法

將 4 種中性食材（洋蔥、紅蘿蔔、高麗菜與南瓜）切丁，蓋上鍋蓋燉煮 20 分鐘，再依個人喜好、體質或季節選擇味噌。蔬菜湯本身已經很美味了，不過也能使用其他高湯，迎合個人口味。此外，昆布屬於陽性，可排出陰性毒素（砂糖、牛奶或藥物等）；乾燥香菇則屬於陰性，可排出陽性毒素（肉類等動物性食品等），可配合季節與體質攝取，亦可併用。

陰性與陽性食物的料理方法

	偏陰性	偏陽性
料理方法	生食、未經調理、蒸、汆燙、嫩煎、火烤	使用鐵鍋或壓力鍋、長時間燙煮、使用烤箱、熱炒、油炸
料理時間	短	長
調　味	少用鹽、味噌與醬油；多用油、醋、香草與辛香料	大量使用鹽、味噌與醬油少用油、醋、香草與辛香料
醃漬食品	短時間醃漬、以少量的鹽迅速醃漬、醋漬、醃菜	需長時間熟成、鹽分較強的食物（鹹菜、酸梅乾等）
風　味	清爽、清淡、可以吃很多、很快就能煮熟、柔軟	味道較濃、酸、溫熱、堅硬、營養濃度高

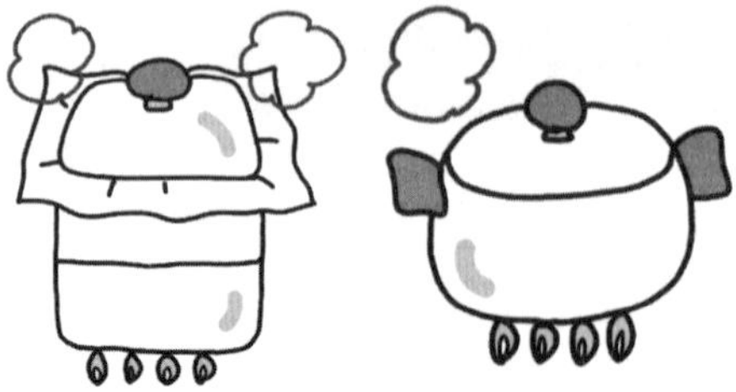

▲「蒸煮」的料理方式最健康，也最好消化！

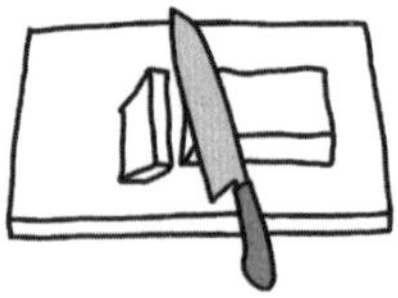

◀食物切碎後會成為陰性，使用果汁機絞碎會讓食物變成極陰性，導致身體冰冷，最好謹慎使用，應以菜刀處理食材，較不會破壞蔬菜的分子。

Lesson 27

完整吃下整個食物，「內臟」最毒，盡量別吃

慎選食材，有害食物絕不吃下肚

常聽人說：「只要吃○○食物就能治好○○疾病」，事實上治療疾病沒有任何捷徑，選擇食物時，請勿貪快選用營養補助食品或化學調味料。**「飲食」是生活習慣的中心，回歸飲食基礎，養成正確的飲食習慣，才能維持健康。**

食物是營養的寶庫，具有健身強體的功效，糙米也是一樣，只要持續吃就能降低食量，打造理想的飲食型態。一輛省油汽車，只需少量汽油就能轉化出最大能量，假如身體代謝不佳，又過量攝取不易消化的食物，就像耗油車一樣，不斷排出廢氣。有鑑於此，不要攝取缺乏營養及對健康無益的食物。

白砂糖是一種能讓人情緒愉悅的食物，它經過加工，柔軟美味，深受許多女性青睞。乍看之下雖具有消除壓力的效果，實際上卻對健康有害。相信很多人吃了一

口砂糖後，會忍不住一口接著一口吧？這類食物大部分會讓人上癮，結果反而越吃越多，讓人陷入無益的惡性循環。改吃健康的有機蔬菜，連皮一起攝取，讓身體吸收完整養分，既可避免無益的飲食，也不會浪費食物。

此外，橘子因富含獨特的維他命C，若想完整獲取營養就該直接食用橘子，而非過量攝取經過萃取的維他命C保健食品，這類健康食品成分不均衡，濃度也過高，容易傷害身體。**唯有吃完整的食物，才能獲得營養，對健康造成助益**。此外，日本近來流行的健康高纖飲品「青汁」也是經過濃縮的營養補助食品，對胃弱的人而言，恐怕有害。

飲食也需講究「陰陽融合」

「一物全體」的意思就是完整吃下整個食物，營養成分才能發揮效用，必須從天然食物中攝取，絕對不能抄捷徑。俗話說：「欲速則不達」，在飲食上也是一樣，光靠吃維他命獲取營養，這種不求根本的做法只會傷害身體，請務必牢記。

肉類建議避免攝取過量，尤其大多數家禽、家畜在飼養時都會使用添加荷爾蒙劑的飼料，危險性相當高，千萬小心。異位性皮膚炎的患者通常消化能力較差，不適合吃陽性食物，只要戒食肉類，症狀必然改善許多。**此外，最近很流行吃動物的「內臟」，還有人刻意吃蓄積老廢物質的大腸，雖然內臟富含膠原蛋白，但毒素含量過高，對身體百害而無一利。**

除了不要吃對身體有害的食物之外，也不要長期只攝取一種食物。在中醫概念中，唯有結合陰陽正反，才能創造獨特能量。複雜的平衡與共鳴能召喚奇蹟，食物亦是如此，相互融合才能發揮功效。

Lesson 28

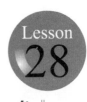

「異位性皮膚炎」的治療關鍵，就是「排毒」

多吃植物性食品，不過度勉強自己

「異位性皮膚炎」是一種因飲食習慣所引起的疾病，也是豐衣足食的現代社會才有的特殊現象。在過去貧困的年代裡，鮮少有人罹患異位性皮膚炎，從這一點就不難理解，「營養過剩」正是發病的原因之一。

對抗異位性皮膚炎的第一步就是排出體內毒素。由於異位性皮膚炎是飲食過剩，及食品添加物所引發的疾病，只要慢慢排出體內毒素就能獲得改善。攝取乾淨的食物並持續治療就能慢慢排出毒素。穴道按壓可以促進身體循環、提升代謝，將有害物質排出體外，有助於改善病情。溫暖身體內部可以提高排毒功能，將蓄積於身體深處的老廢物質排出體外，進一步改善身體狀況。

如果使用類固醇治療患部，皮膚會出現龜殼般的硬化現象，即使體內蘊含水分與營養素，也會因代謝不佳而呈現停滯狀態，就算塗抹乳液或凡士林，症狀也不會改善。只有大量出汗、採取正確的飲食方法，才是恢復健康的不二法門。

只有自己才清楚自己的身體需求為何，不要輕易依賴外力，唯有真正關心自己的身體，才能阻絕這類現代疾病的惡性循環。頭痛時不要立刻吃藥，一定要先找出疼痛的原因，若是不明就理地胡亂用藥，「頭痛醫頭、腳痛醫腳」，只是破壞天生的自癒力罷了！

實踐大自然生機飲食法，最忌過度勉強

糙米是一種強韌的食物，口感並不好，不妨配合身體狀況減少攝取量或煮成糙米粥，讓糙米飯吃起來更為柔軟。**奉行大自然生機飲食法時，最重要的就是「樂在其中」，千萬不能勉強自己，即使是健康的食物，只要心不甘情不願也會變成毒物，這一點請務必謹記在心。**

強迫進食不僅讓人感到痛苦，身體也會產生抗拒反應，對健康並無正面幫助。解決事情的基本原則就是隨機應變，當身體狀況變差，又吃不下糙米蔬食時，請勿忽視身體的警訊，應攝取吃得下的食物，補充營養素。

我遇過的異位性皮膚炎患者中，也有人對飲食療法有刻板印象，硬逼自己斷食或是只吃六分飽，最後反倒成為壓力，累積在體內。過度忍耐時，交感神經會占上風，於是疾病不易改善。話說回來，這些刻板的想法原本就帶有負面情緒，讓身體變得僵硬、氣血停滯，也是理所當然的結果。

治癒疾病就是與疾病對抗，需要持久的戰鬥力。所以我建議大量攝取植物性食品，避免體內發寒。偶爾想吃甜食時，不妨少量攝取未使用任何添加物的日式點心，如此一來，便不會傷害身體。另外，偶爾放鬆自己也是重要關鍵，適時從限制或規範中解放出來，亦有助於改善身體健康。

異位性皮膚炎治癒真實案例❶

2009 年 5 月（治療前）

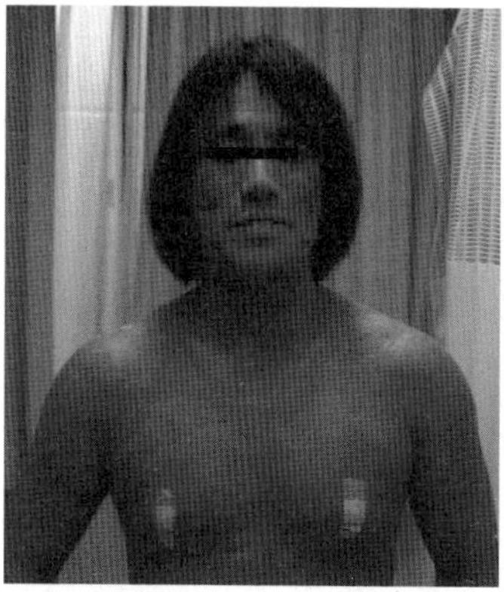

2009 年 10 月（治療後）

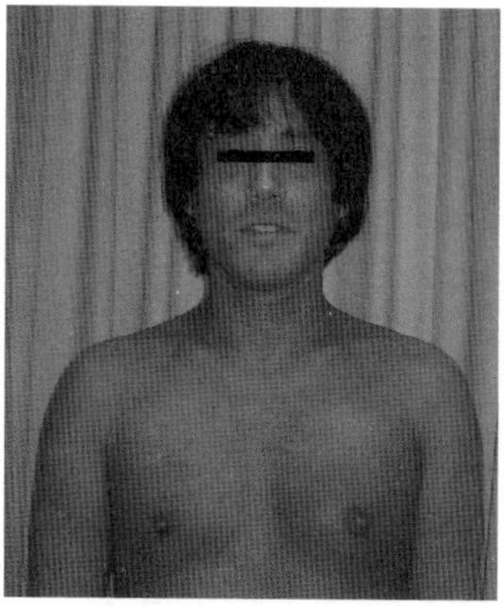

男性（30多歲）

【初診時】

過了20歲後突然發病，病情嚴重到需要住院治療。使用最強效的類固醇也不見好轉，皮膚潰爛的情形日益嚴重，7年前下定決心不再使用類固醇，卻因副作用的關係，無法站立、走路。往後10年，他經歷無法洗澡、痛到睡不著、吃飯時昏倒等悲慘遭遇，期間也曾禁吃甜食，執行糙米蔬食整整3個月，卻完全不見效果。肌膚相當乾燥，皮膚表層也變得粗硬，水分根本無法運送至體表處。

【診療建議】

採行自律神經療法與灸療，一個月後開始大自然生機飲食法。以糙米與蔬菜為中心，每週吃一次肉類或魚類，搭配乳製品、雞蛋與優格。少吃零食、不吃巧克力，改吃日式點心。患者之前因流汗導致疼痛而幾乎不做運動，我建議他泡半身浴，搭配少許運動。「排汗」是很重要的治療方法，希望能透過治療讓患者體會這一點。

異位性皮膚炎治癒真實案例❷

2008 年 11 月（治療前）

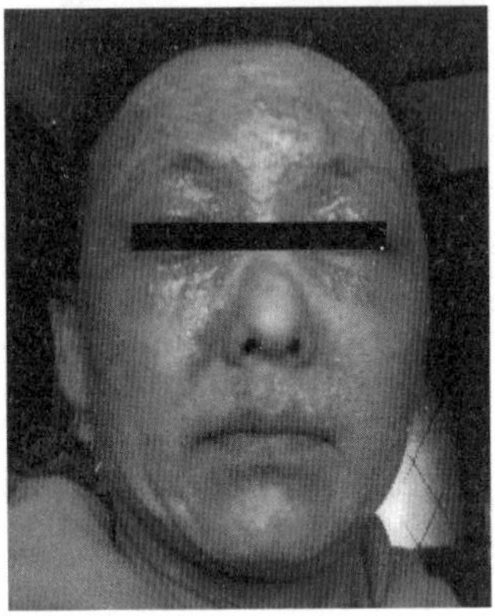

2009 年 7 月（治療後）

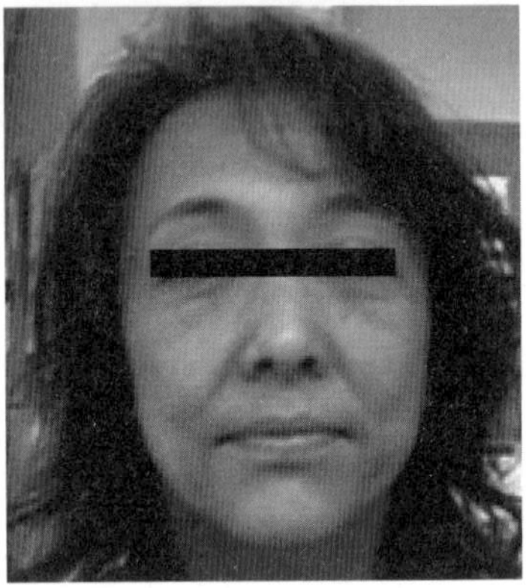

女性（30多歲）

【初診時】

患者當時正在實行其他療法，看起來垂頭喪氣，沒有自信，體重持續下降，異位性皮膚炎的症狀也相當嚴重，受到壓力的影響，有時會抽菸。她所採行的飲食療法是先喝味噌湯再搭配糙米。

【診療建議】

進食不是為了讓人痛苦，如果無法享受美味、吸收能量，就無法幫助自己。勉強自己遵守飲食療法，不僅會造成壓力，也會造成身體氧化。抱持厭惡的情緒飲食根本就是暴殄天物，唯有秉持珍惜的態度，以感謝的心情調理食物並享用美味的料理，才能發揮食物的功效。飲食有時稍微偏陰或偏陽無妨，只要努力維持中庸即可。切記不可食用使用添加物或防腐劑的食物，只攝取天然食品。此外，抽菸也會導致症狀惡化，應避免。

Lesson 29

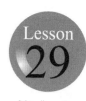

食物「有機」，鍋具「有毒」？塑膠、鋁鍋通通別用

慎選食材、鍋具，煮出食物的原味

現代人生活忙碌，導致體內環境出現變化，就算吃下有害的食物，也不會感覺身體不適，因長期攝取使用防腐劑或添加物的食品，陷入危機之中。

刺激物會麻痺舌頭味覺，讓人覺得美味，即使不餓也一口接著一口；化學調味料則會在不知不覺中降低食慾，當味覺感受度降低，人們會想吃味道更重的食物，久而久之就會破壞與生俱來的五感。吃到柔軟或口味較刺激的料理，也會忍不住吃得太快，不只不利減肥，更容易引起無法徹底分泌唾液等基本問題。最後導致毒素蓄積體內，引發各種疾病。

仔細想想，現代的生活真的便利嗎？食物和人類一樣，我相信沒有人會認為浸泡在化學藥劑中並放在冷凍庫保存的人，是充滿魅力的人。稍微加熱就可以吃的速食，便宜又能長期保存的加工食品，你真的能安心食用嗎？

疾病都是咎由自取，偷懶、抄捷徑的結果，必須付出無法承擔的代價。**請務必關心自己吃的食物，並養成確認食品標示的習慣，但千萬不要過度神經質，不慎吃入體內的有害物質，大多可以透過運動流汗或自我保養，排出體外。**

別用塑膠、鋁鍋，材質越單純越好

能迅速調理的食物往往充滿危機，同樣的，調理器具也是一樣，使用微波爐或電磁爐會破壞食物分子，以火爐加熱才是最好的方法。利用火的能量烹調出的食物，不但比遭受電磁照射後，營養破壞殆盡的食物來得健康，更能獲得「陽火」灌注，獲取更多能量。**選擇調理器具也是料理中重要的一環，使用真正的火、優質的水、木炭及鐵鍋與陶瓷鍋等調理器具，不需太多的調味料，也能慢慢煮出食物原有的滋味，烹煮出美味的料理。**

有機栽培的食材，唯有搭配天然的調理器具，才能強化食物的能量。有人說將酒放在陶瓷酒瓶裡比較不容易喝得爛醉，這是拜陶土的遠紅外線效果之賜，並非空穴來風。使用正確的餐具、廚具，能促進食物的功效。**以鐵鍋烹煮食材，能享受充滿鐵質能量的溫熱料理；相反地，鋁鍋則會溶出對有害物質，汙染料理。**

此外，不要使用塑膠等有害物質，更是聰明的選擇。砧板可選用朴木材質，不但具有超強的抗菌效力，樹幹中心更有殺菌效果，可避免有害物質侵入身體。另外，朴木既耐水氣又能快速風乾，有柔軟的木質纖維，非常適合搭配菜刀使用。

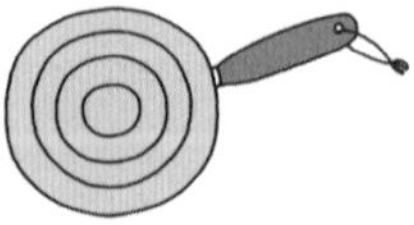

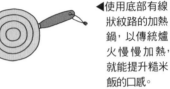

◀使用底部有線狀紋路的加熱鍋，以傳統爐火慢慢加熱，就能提升糙米飯的口感。

糙米的美味炊煮法

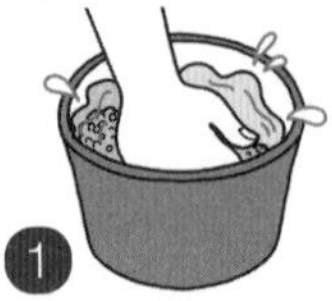

輕輕清洗糙米，換兩次水，去除汙垢。

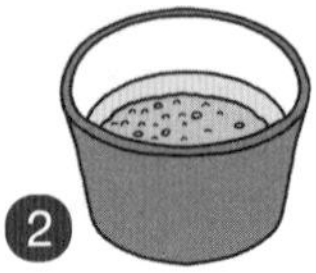

以 1.3 ～ 1.5 倍的水浸泡 6 ～ 10 小時，若能浸泡一晚，會更加美味。隨著季節的不同，糙米吸水程度也會不同，夏季浸泡時間可以減短。將糙米連同米水一起加入壓力鍋裡，如水分變少要慢慢地加水。

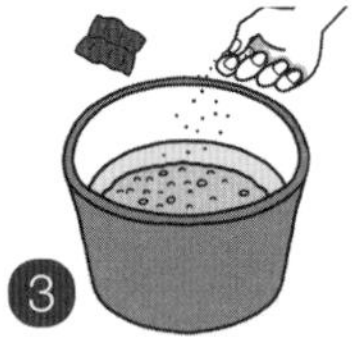

放入一小搓鹽或一小段昆布，確實地蓋上鍋蓋。

開大火，直到壓力鍋的安全閥重錘抬起，再以大火煮 1 分鐘後轉弱火悶煮。

以極弱火煮30分鐘。悶煮時間依鍋子大小與糙米分量而定。關火，等重錘降下即可。

有機糙米屬於天然食材，不要使用電鍋，最好以鐵鍋、土鍋等炊煮，怕麻煩的人建議使用壓力鍋。千萬不要使用電子鍋具，以傳統的爐火加上優質的水調理，才能發揮糙米的生命力。中醫講究的五行也存在於料理之中，盡量使用土鍋或金屬器具（禁用鋁鍋），避免使用電磁爐。

適合大自然生機飲食法的調味料

基本調味料就是鹽、味噌與醬油！

砂糖 盡量引出食物本身具有的甜味，避免使用糖類。不要使用白砂糖，可以用糙米糖、米糖、甜酒、甜菜糖或楓糖漿取代。

鹽 使用天然日曬、未經精製的天然鹽（海鹽）。盡量避免使用食鹽等精製鹽。

醋 醋會使身體發冷，請勿過度使用。梅子醋屬於陽性食物，不會使身體發冷，不過內含鹽分，應酌量攝取。亦可選擇其他未經精製的糙米醋等產品。

醬油 不要購買化學釀造的產品，選用無添加、長時間熟成的正統醬油，最好是熟成1～3年的醬油。

味噌 與醬油相同，選擇無添加，熟成2～3年的味噌。

油 使用未經精製的植物油。以芝麻油、橄欖油等為常用油，搭配生食的油最好選擇荏胡麻油與亞麻仁油。無論使用何油都切記不可過量。

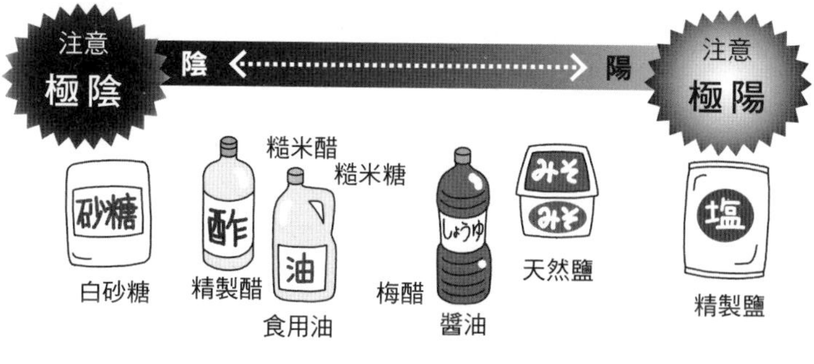

Column

5

對「環境」與「食物」要心存感激

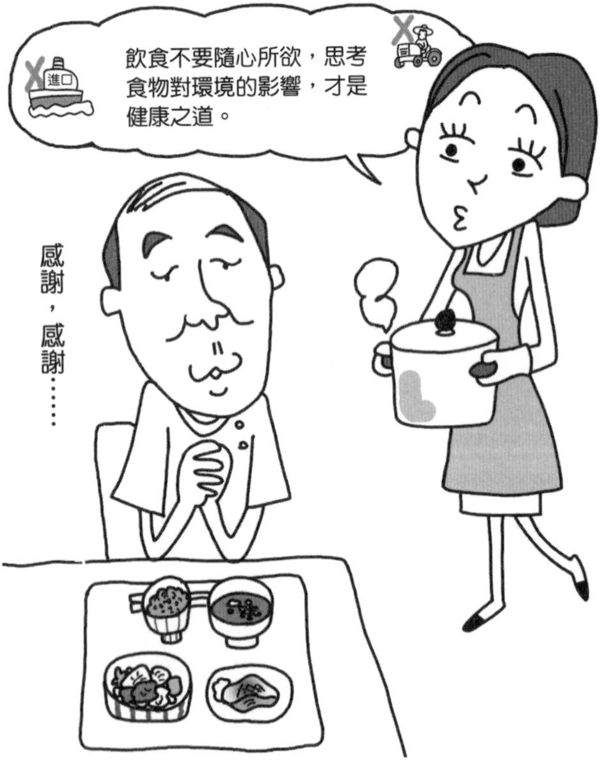

Chapter

6

福田式健康生活術，泡澡＋5種下半身運動，完整大公開！

促進血液循環、體內不蓄積老廢物質，
是預防疾病的先決條件。
在生活中下點工夫，
就能打造健康快樂的人生。

Lesson 30

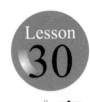

高溫泡澡，有效修復體內損傷

一週二次，不僅活化新陳代謝，更能預防老化

我們可以配合每天的身體狀況，改變泡澡的時間與水溫，例如，早上外出工作前泡41～42度的熱水澡，能振奮身心，讓一整天充滿活力。**水溫較高可以刺激交感神經，分泌腦內荷爾蒙，喚醒身體細胞，進入活動模式**。不過，長時間泡熱水澡會使微血管急速收縮，血壓上升，造成心臟極大負擔，長時間浸泡熱水也會導致肌膚因皮脂流失而乾燥，**因此泡澡時間以10分鐘內為宜，切記不可過長。另外，心臟病、高血壓的患者以及高齡族群不建議泡熱水澡**。

泡熱水澡可以提振精神，但時間過長反而會讓人越發疲勞，相反地，水溫36～39度的溫水能刺激副交感神經，減緩心跳速度，睡前泡溫水澡可以放鬆精神，促進睡眠。不過，泡澡時請務必起身1～2次，稍作休息，可避免血管急速收縮或血壓上升，既不造成心臟負擔，也能舒緩神經緊張。**交互浸泡熱水與溫水，不僅可以促進血管收縮與擴張，讓血液循環變好，還能讓營養素與氧氣迅速循環全身肌膚，活化新陳代謝，預防老化，展現美肌效果。**

以「手足浴」取代泡澡，效果不變

身體健康狀況不佳時，應避免泡澡，可以手浴或足浴來取代全身浴，勉強泡澡不只消耗體力，還可能導致症狀加劇。在水桶或洗臉臺注入40～42度的熱水，浸泡雙手或雙腳10～20分鐘，能有效溫暖全身，改善手腳冰冷、生理痛等女性常見疾病，並迅速消除疲勞。

泡足浴時最好能使用較深的水桶，浸泡至小腿肚，如此一來既可有效促進血液循環，更能快速消除蓄積體內的乳酸，有效消除疲勞。輕輕活動腳踝與腳趾，能消解足部末梢血滯，促進全身的血液循環，活化腸胃與腎臟功能，幫助睡眠。另一方面，手浴不只能舒緩緊張性頭痛、偏頭痛等症狀，更能有效預防頭痛，不僅冬季適合浸泡，在炎熱的夏季也能有效預防因冷氣所造成的手腳冰冷等症狀。

此外，也可採用高溫泡澡，**當體溫升高至38度時，體內會開始增生「熱休克蛋白質」（Heat Shock Protein），這是一種可以活化體內免疫細胞的蛋白質，能修護體內蛋白質的損傷，延長細胞壽命。**然而，高溫浴無需每天浸泡，一週2次即可，**天天浸泡會因為身體習慣熱水壓力而失去功效。**另外泡澡容易發生意外，切勿勉強自己，務必在輕鬆的狀態下進行。

Lesson 31

半身浴搭配天然精油，排出多餘水分

溫暖身體從「內部」開始，提高體溫

「泡澡」是洗去一整天疲憊的療癒時間，近來有越來越多人以淋浴了事，其實泡澡不只能洗去身體汙垢，維持清潔，還能舒緩僵硬的肌肉，促進血液循環，調整自律神經平衡，是最有效的自我療法。我將泡澡視為祛除厄運的「淨身時間」，盡可能地放空心靈，悠閒泡澡。

我個人推薦泡「半身浴」，當只有心窩以下浸泡水中，水壓不會直接作用於心臟，就算長時間（20～30分鐘）泡澡也不會造成身體不適。容易感到無聊的人，能在泡澡時閱讀書籍打發時間，不過大腦在運作時易引起交感神經緊張，血液向上匯集，並開始出汗。泡澡目的在於活躍副交感神經，因此最好能充分放鬆身心，避免交感神經緊張，這時候流出的汗水才能真正展現療癒功效。

半身浴可以幫助血液循環，從內部開始溫暖身體，由於出汗量較大，除了可讓**體內老廢物質隨著汗水排出體外，還能促進新陳代謝、呵護肌膚並維持健康。**此外，我習慣灑上大量的天然鹽，不僅可以溫暖身體，活化新陳代謝，更能減少水中的氯含量，幫助排出體內多餘水分，讓肌膚光滑柔嫩、散發光采。

溫暖身體從提高體內溫度開始

舒緩身心固然重要，但唯有讓熱度滲入體內，溫暖並放鬆身體，才是健康之道。**泡澡不只潔淨身體，更要淨化心靈，請盡量讓自己處於冥想狀態，排除腦中的想法，維持潔淨澄澈的身心，就是遠離負面能量的祕訣。**水溫應在38～42度間，配合當天的身體狀況，若覺得冷，可先泡到肩膀，等身體暖和之後再改泡半身浴。

除此之外，借助溫泉銠石、鐳礦石、天然鹽與沐浴精油，運用天然植物與大自然的力量，改變泡澡水的特性，創造適合自己的專屬溫泉，也能有效淨化身體。清潔用品的成分也要特別講究，毒素透過皮膚吸入人體之後，會隨著血流循環全身，必須慎選。尤其精油具有很強的滲透性，請務必認清成分再購買。

另外，為了防止手腳冰冷，多數人會使用暖暖包或電熱毯等保暖用品，但切勿過度依賴。**溫暖身體需從內部開始，活化內臟功能，提高體溫，如果只溫暖身體表層，皮膚會以排汗來調整身體溫度，反而讓身體變得更冷。**

這個道理就跟吃辣之後的反應一樣，身體雖然會在短時間內溫暖起來，但流汗後反而降低身體溫度。夏天也會因為冷氣太強或是吃太多冰冷食物導致身體發冷，因此絕對不能鬆懈，隨時保暖身體，才是儲存健康財富的不二法門。

泡澡時可搭配使用的小物

【天然鹽】

天然鹽富含礦物質，然而使用具有加熱功能的浴缸時，鹽分可能會使浴缸受損，請務必謹慎使用。

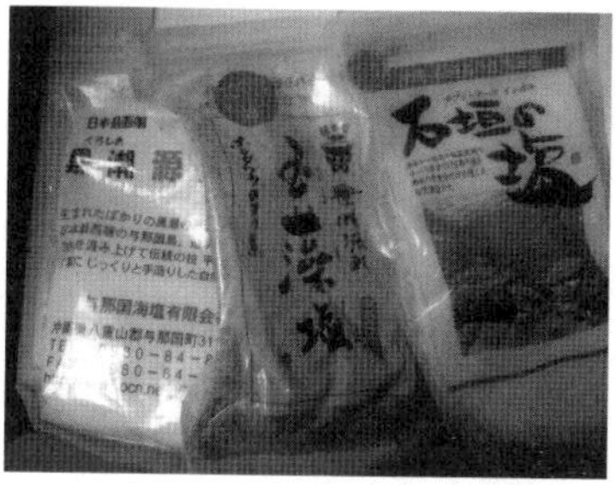

【沐浴精油】

滴在浴缸中就能散發出芬芳香氣，建議使用符合有機標準的產品。

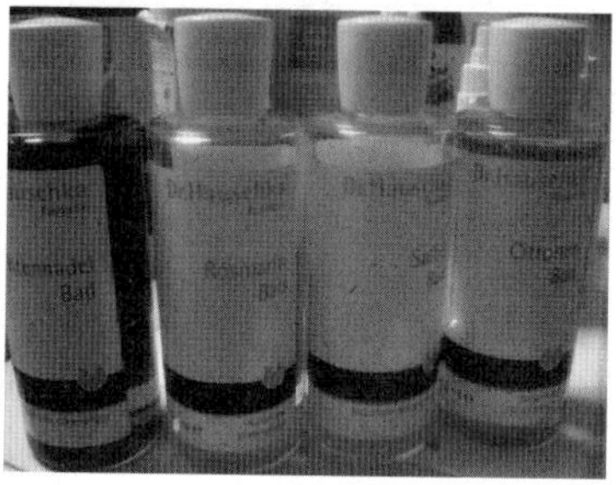

泡澡是淨化身體的時間

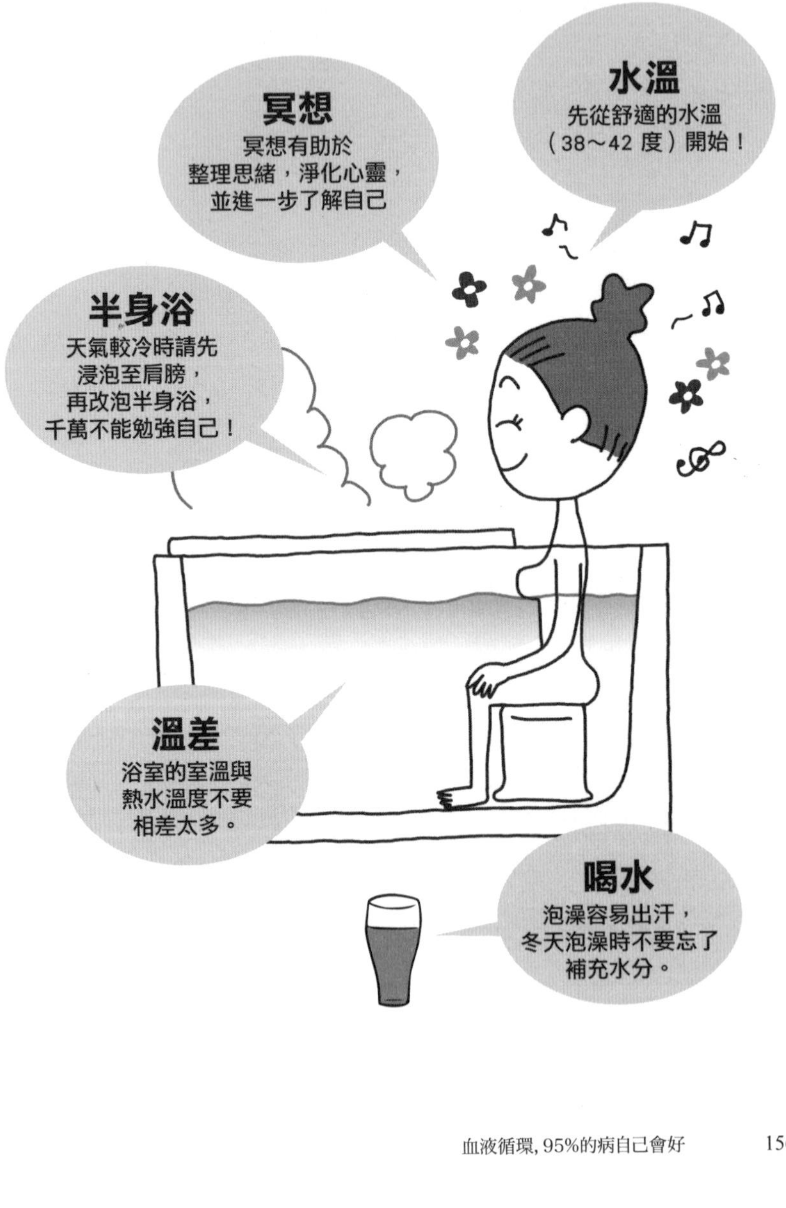
冥想
冥想有助於
整理思緒，淨化心靈，
並進一步了解自己
水溫
先從舒適的水溫
（38～42 度）開始！
半身浴
天氣較冷時請先
浸泡至肩膀，
再改泡半身浴，
千萬不能勉強自己！
溫差
浴室的室溫與
熱水溫度不要
相差太多。
喝水
泡澡容易出汗，
冬天泡澡時不要忘了
補充水分。

Lesson 32

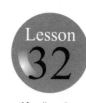

多走路，幫助下半身循環

強化大腿肌群，改善各式疾病

年輕時肌肉結實勻稱，隨著年齡不斷地增長，會逐漸衰退，下半身的肌肉老化更會影響全身的血液循環，導致雙腿浮腫，維持體溫所需的肌肉發熱量也跟著降低。**由於循環至下半身的血液，需靠肌肉的收縮與放鬆運回上半身，因此必須適度運動，確實鍛鍊下半身肌力，才能強化肌肉，防止老化。**我每週都會走路去健身中心4次，單程30分鐘，往返總計1小時。到了健身中心，我會在健走機上走30分鐘，充分地流汗，運動讓我在這個年紀還能維持健康體魄與結實的肌肉。

根據研究顯示，腰圍與內臟脂肪的關聯性是導致代謝症候群的重要關鍵。二〇〇九年丹麥的研究也指出，大腿圍影響罹患心臟病的風險與壽命長度，大腿圍未達60cm的人，壽命相對較短。在參加這項醫學調查的1千4百36名男性與1千3百

80名女性中，12年內男女皆有4百人死亡，另有5百40人罹患心臟病，其中尤以大腿圍未達46 cm的人死亡率最高。

按摩「小腿肚」，促進血液回流

從事有氧運動能增加肌肉量，即使次數不多，只要每次運動都能確實施力，持續呼吸，就能達到運動功效。從事有氧運動可促進「脂蛋白脂解酶」發揮作用，有效分解脂肪，並減少不好的膽固醇堆積。

此外，也不能忽略有「第二個心臟」之稱的小腿肚，小腿肚就像幫浦一樣，可以幫助血液流回心臟。體內的血液循環從心臟開始，由心臟負責將運送氧氣與營養素的血液，擠壓至動脈裡；負責運回二氧化碳與老廢物質的靜脈血，則需要藉由靜脈周邊肌肉的收縮與擴張，施加壓力，使血液回到心臟。循環至腿部的血液離心臟最遠，如果要將腿部血液運回心臟，就必須借助小腿肚肌肉的力量。

提倡「小腿肚健康法」的石川洋一醫生第一次幫我按摩時，我感受到強烈的疼痛感，但效果非常好。沿著淋巴液的循環方向，從腳踝往大腿的方向按摩，就能有效改善心臟病、高血壓、氣喘、手腳冰冷及失眠等疾病，此外，也能舒緩經濟艙症候群（醫學上稱為「深度靜脈血栓」）的症狀，各位在家不妨試著按摩看看，相信一定有意想不到的效果。

強化肌力的5種「下半身運動」

大腿是全身上下最大的肌肉，強化大腿肌肉，能預防退化性關節炎。位於大腿前方的「股四頭肌」負責支撐膝蓋關節，簡單的走路或下蹲運動，都能輕鬆增加股四頭肌的肌肉量。

以下介紹5種在家就能輕鬆實行的肌力運動，各位不妨試著做看看。

❶踮腳運動

做菜、刷牙、講電話、看電視、等紅綠燈、等車或通勤時，都能輕鬆從事的運動。

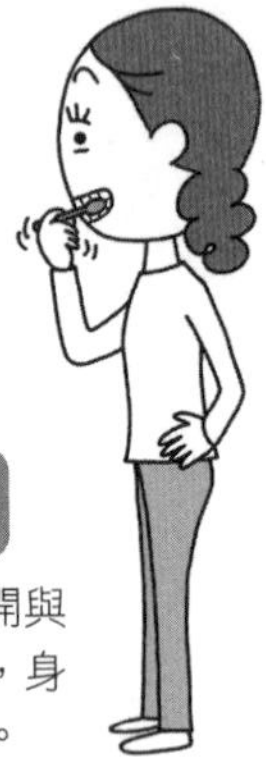

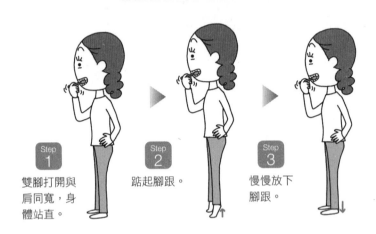

Step 1

雙腳打開與肩同寬，身體站直。

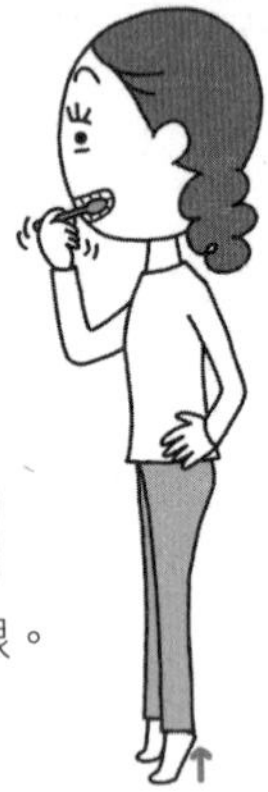

Step 2

踮起腳跟。

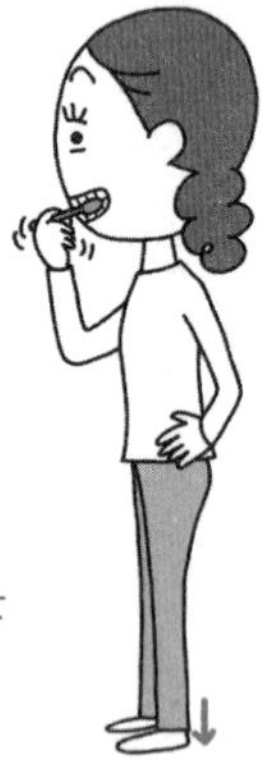

Step 3

慢慢放下腳跟。

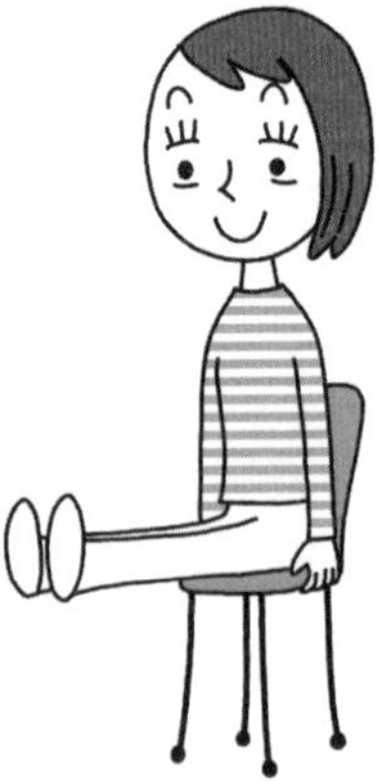

❷椅子訓練操

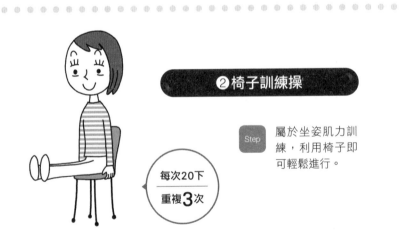

Step

屬於坐姿肌力訓練，利用椅子即可輕鬆進行。

每次20下

重複3次

❸弓箭步

充分伸展下半身肌肉，並大口呼吸。

Step 1 面向前方，雙腿的腳尖與腳跟併攏，挺胸站直並慢慢吸氣。頭部、背部與雙腿要在一直線上。

Step 2 吐氣時把重心放在右腳，往前踏出1.5步，膝蓋要呈90度彎曲。維持這個姿勢身體往下蹲。

Step 3 以左腳撐地，回到原本的姿勢。另一腳也重複相同動作。

❹最有效的下半身運動──下蹲運動

腳跟貼地，屈膝時吸氣，站直時吐氣。回到原本的姿勢時，要使用大腿肌肉，切記動作務必緩慢。（動作次數為參考值，請重複動作至稍覺疲累的程度即可）

Step 1 身體放鬆，挺胸站直。雙腳打開與肩同寬，雙手放在頭部後方。

Step 2 動作時上半身不可往前傾，保持平衡。挺胸，慢慢屈膝後往下蹲。下蹲時腳跟不可踮起，上半身盡量伸直。

Step 3 慢慢地往下蹲至大腿與地板平行，維持姿勢幾秒鐘後，伸直膝蓋與背部，往上站起。

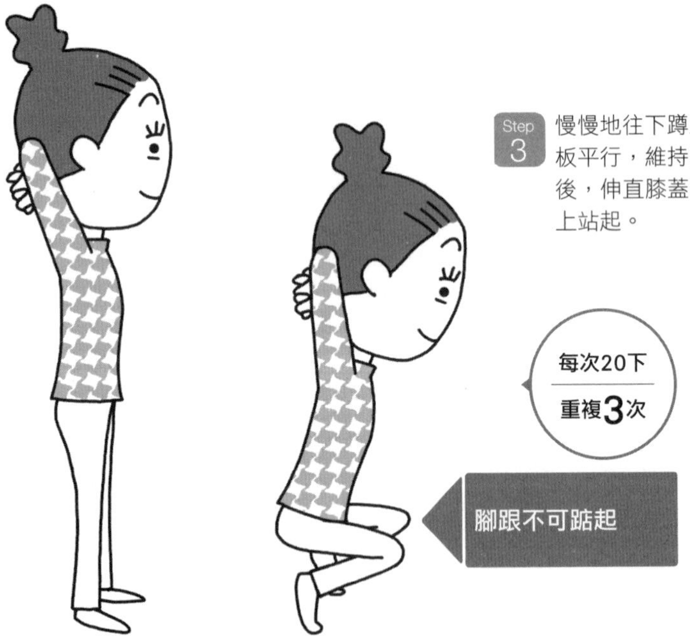

❺臥式下半身運動

【側躺單腳上提運動】

抬腿動作可運動側腹部的肌肉與臀部，美化線條。

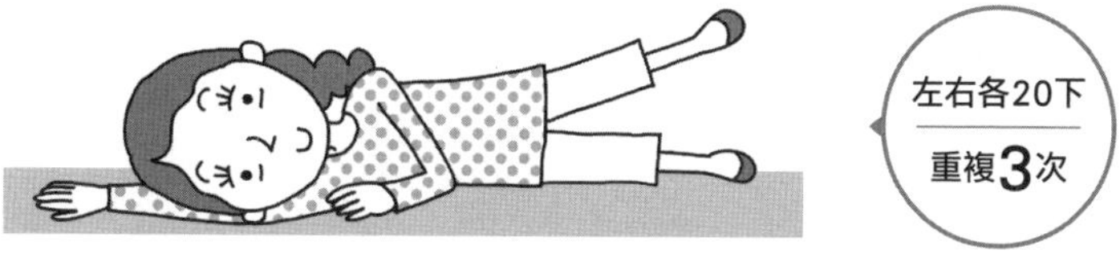

Step 以側躺的姿勢，單側手肘、膝蓋與小腿肚貼地，接著抬起另一隻腳。

【抬臀運動】

鍛鍊下腹部與臀部肌肉，調整歪斜骨盆。

Step 以仰躺的姿勢，立起膝蓋，雙手放在腰部下方。掌心貼地，臀部稍微往上抬起。

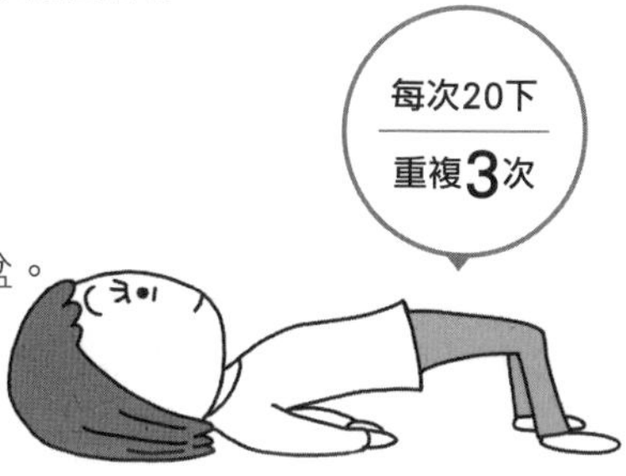

【空中踩單車運動】

此運動可以鍛鍊腹肌、背肌與臀部肌肉。

Step 以仰躺的姿勢，抬高雙腿，像踩單車一樣交替進行。

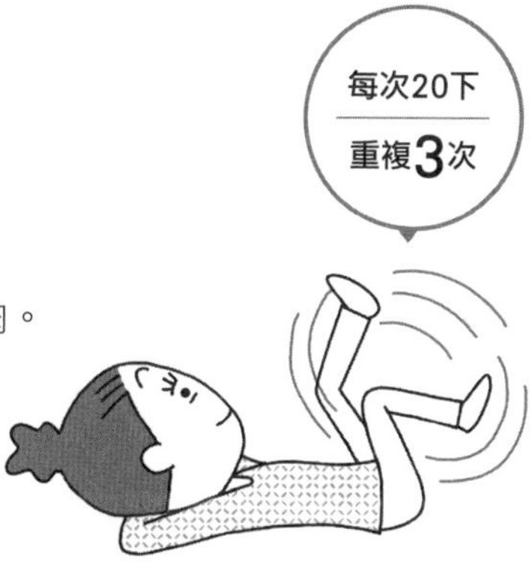

Lesson 33

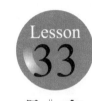

多利用小蘇打、醋當清潔劑，少用化學物質

保持快樂心情，實踐無毒生活

個性認真的人會確實執行書中的方法，對別人交代的事情也會做到完美。不過，這種個性事實上潛藏極大的危險，只要無法如願，就容易產生不滿的情緒：「明明做這麼多為什麼卻不見改善？」、「我這麼注重食物了，為何無法治癒疾病？」不但心生抱怨，還會強迫自己做得更多、更徹底，導致交感神經愈加緊張。

我認為人生在世最重要的就是「快樂」，維持「凡事差不多就好」的心情，適度地放鬆自己，才能擁有健康。旅行與接觸大自然最能療癒身心，前往我最喜歡的沖繩或夏威夷旅行，對我而言是無可取代的重要時光。我建議尋找一個能喚醒自己五感的「靈能景點」，不要聽信他人的推薦，硬逼自己去不喜歡的地方玩，這樣的做法完全無法補充你的能量，順應自己的本能才是最正確的做法。

前幾天我有一個很重大的領悟，那就是並非「注重飲食」就能獲得健康。過去我一直以為臉部浮腫，是因為我喝酒或是吃太多的關係，根本沒發現身體是以浮腫來排出保養品的毒素，改用有機保養品後，我臉上的浮腫竟然完全消失。不但血壓穩定、舌苔消失了，連凹凸不平的惱人濕疹也跟著痊癒，效果驚人。從此，我的浴室裡開始固定擺放可以吸附身體汙垢的泥膜、取代潤絲精的蘋果醋美容液，以及使用天然香草製成的牙粉。

用天然洗衣精、沐浴乳，能淨化排水管

維護地球環境，才能擁有真正的健康。打掃時如果使用化學清潔劑，從排水管排出的汙水需要花很長的時間才能淨化，不僅影響土壤與水質，更連帶影響我們吃的食物。天然成分不只能用來清理身體，還能淨化水質與排水管，維持清潔的環境。使用有機洗劑、小蘇打或醋等天然清潔劑洗衣服或打掃環境，不僅可以徹底清

除汙垢，也不會造成手部肌膚粗糙，更棒的是還能大幅減少對身體與環境的毒害，自從改用天然清潔劑之後，我做家事時再也不擔心傷手了。

打造健康環境的第一步，從不添加界面活性劑的有機洗劑開始。**小蘇打是天然的清潔劑，可以去除油垢，吸附味道，也具有研磨功效；「醋」則具有除臭效果，不僅可以避免油脂與水垢的沾附，更能防霉。**另外，加上少許精油，就能讓打掃後的空間充滿芬芳香氣，達到放鬆身心的效果；加上少許鹽，就能提升淨化力。

在歐洲，人們積極提倡環保概念，**認為唯有健康的土壤才能種出健康的植物，培育健康的動物，讓在這片土地生活的人類，擁有健康的人生。**我認為在這個觀念上，我們還有很大的努力空間。

有機保養品

在歐洲，有機保養品的檢驗標準十分嚴格，並非亞洲各國的有機保養品可以比擬。下列介紹2種與有機相關的栽種及認證法：

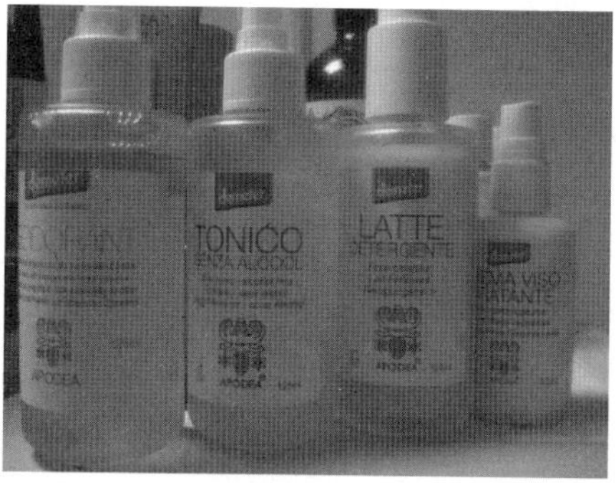

生物動力農法（biodynamic agriculture）

生物動力農法是無農藥農法的最高峰，也是最重視生命力的農業生產技術（由哲學家魯道夫・史代納博士所提倡）。栽種植物時不只是不使用農藥與化學肥料，還要配合天體運行（宇宙的自然規律）決定播種與收穫的日期，以利培養健康的土壤。

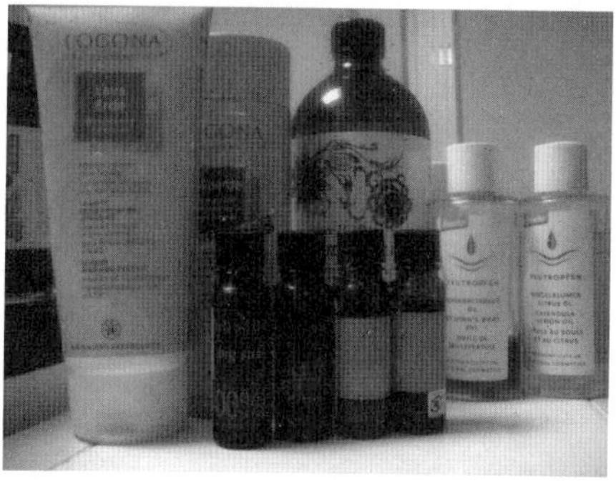

國際有機認證（Demeter）

Demeter是全球標準最嚴格的有機認證之一，也是針對使用生物動力農法的作物與製品所給予的認證。唯有使用生物動力農法的農產品，在加工、保存、包裝與流通等一連串過程中實施嚴格檢驗標準，並具有環保與安全性等特性，充分展現農作物生命力的產品，才能獲得Demeter國際有機認證，不只是對「人類與自然」有益的保證，也是最值得信賴的用品。

環境一旦被汙染，人類只能自食惡果

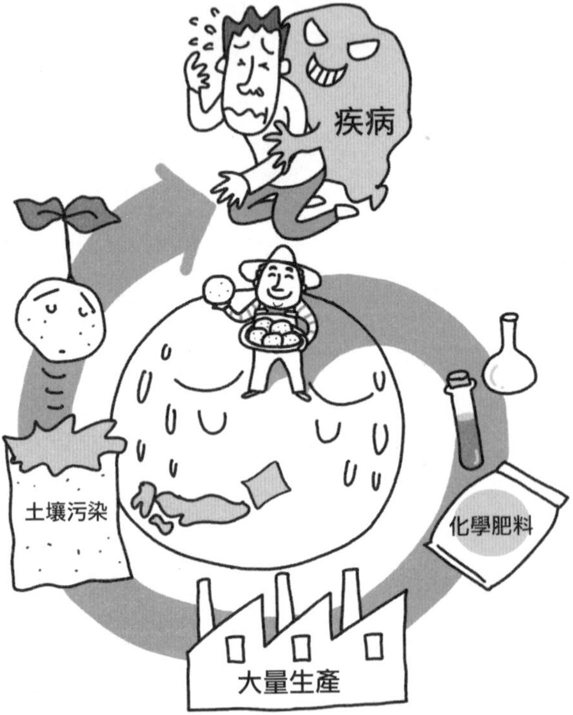

地球生病就等於人類生病！不只是食物，清潔用品等也會汙染地球環境，當環境受到汙染後，惡果自然會回到人類身上。

Column

6

召喚幸福的快樂生活術！

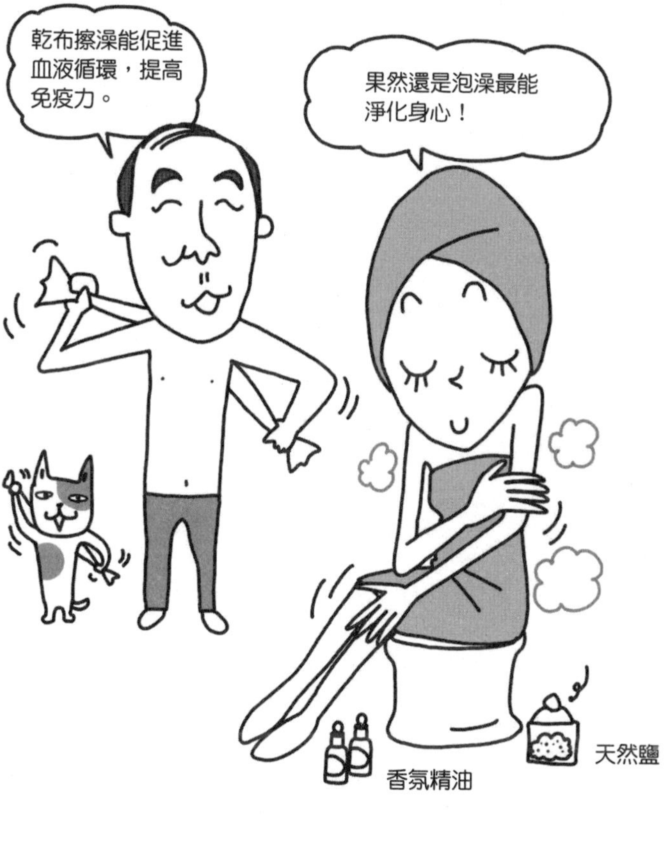

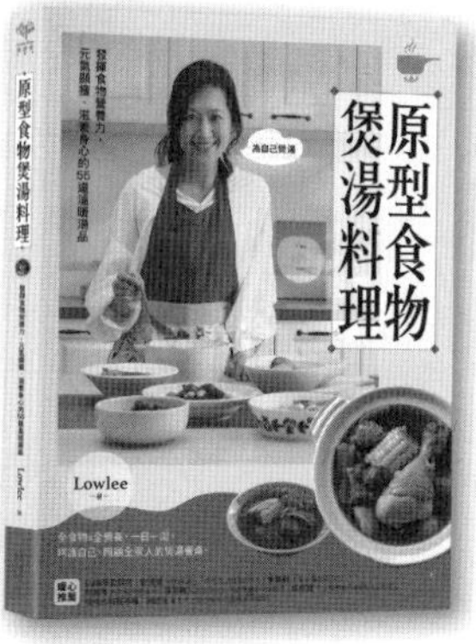

原型食物煲湯料理

發揮食物營養力，元氣顯瘦、滋養身心的53道溫暖湯品

Lowlee 著

「我不確定是否是因為這一鍋鍋的煲湯，讓我老公從原本被醫生宣判的三個月生命延長至三年，但我相信大自然裡的原型食物有它們的力量，能帶來滿滿的營養，讓老公化療期間精神與體力幾乎和一般人無異……」

本書作者因緣際會下認識了三個香港乾媽，學會煲湯、喝湯，在沒有改變原本的飲食習慣下，用喝湯調理好虛弱體質，不僅撫慰了自己，還用湯照顧家人，緩解老公化療的不適。

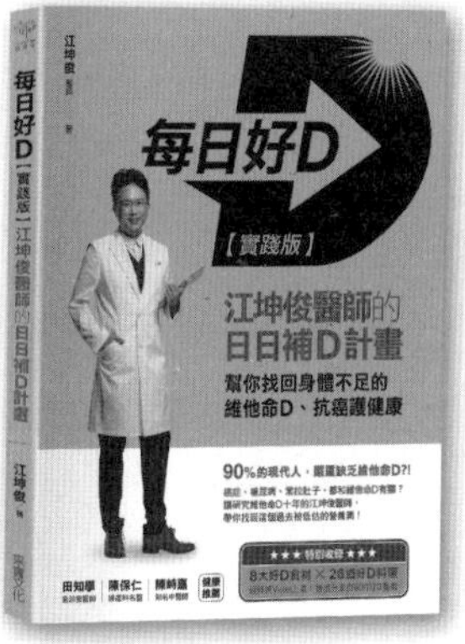

每日好D【實踐版】

江坤俊醫師的日日補D計畫，幫你找回身體不足的維他命D、抗癌護健康

江坤俊 著

90%的現代人，嚴重缺乏維他命D？！
癌症、糖尿病、常拉肚子，都和維他命D有關？
讓研究維他命D十年的江坤俊醫師，帶你找回這個過去被低估的營養素！

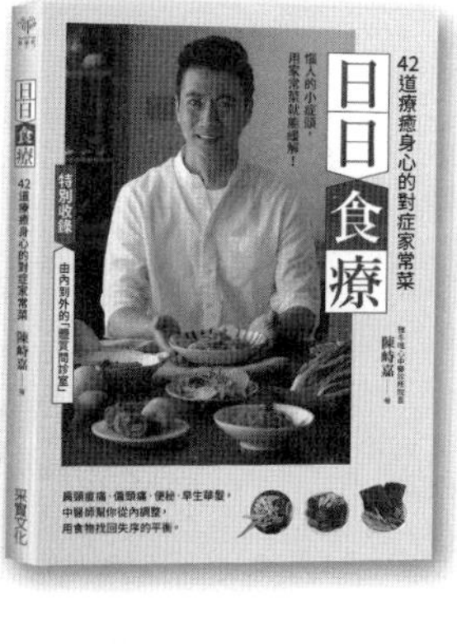

日日食療

中醫師精心設計42道療癒身心的對症家常菜

陳峙嘉 著

惱人的小症頭，家常菜就能緩解！
解決肩頸痠痛、偏頭痛、便祕、尿床、頭髮花白……
由內到外的體質問診室x40道對症家常菜，
中醫師幫你從內調整，用食物找回失序的平衡。

HealthTree
健康樹　健康樹 015

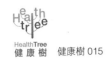

血液循環，95% 的病自己會好

日本人天天做的 33 堂排毒課

病気は血流をよくして治す

作者	福田稔、福田理惠
譯者	游韻馨
美術設計	行者創意
內文排版	菩薩蠻數位文化有限公司
行銷企劃	蔡雨庭．黃安汝
出版一部總編輯	紀欣怡
出版者	采實文化事業股份有限公司
業務發行	張世明．林踏欣．林坤蓉．王貞玉
國際版權	施維真．王盈潔
印務採購	曾玉霞
會計行政	李韶婉．許俽瑀．張婕莛
法律顧問	第一國際法律事務所　余淑杏律師
電子信箱	acme@acmebook.com.tw
采實官網	www.acmebook.com.tw
采實臉書	www.facebook.com/acmebook01
ISBN	9789866228308
定價	280 元
初版一刷	2012 年 4 月 30 日
劃撥帳號	50148859
劃撥戶名	采實文化事業股份有限公司
	104 台北市中山區南京東路二段 95 號 9 樓
	電話：(02)2511-9798　傳真：(02)2571-3298

國家圖書館出版品預行編目資料

血液循環，95% 的病自己會好：日本人天天做的 33 堂排毒課／福田稔，福田理惠 作；游韻馨譯．-- 初版．-- 臺北市：采實文化，民 101.04

面；　公分．--（健康樹系列；JB1015）

ISBN 978-986-6228-30-8(平裝)

1. 排毒 2. 血液循環 3. 免疫療法

413.161　　101000709

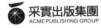